肖德华

针刀
医案

肖德华 ◎ 著

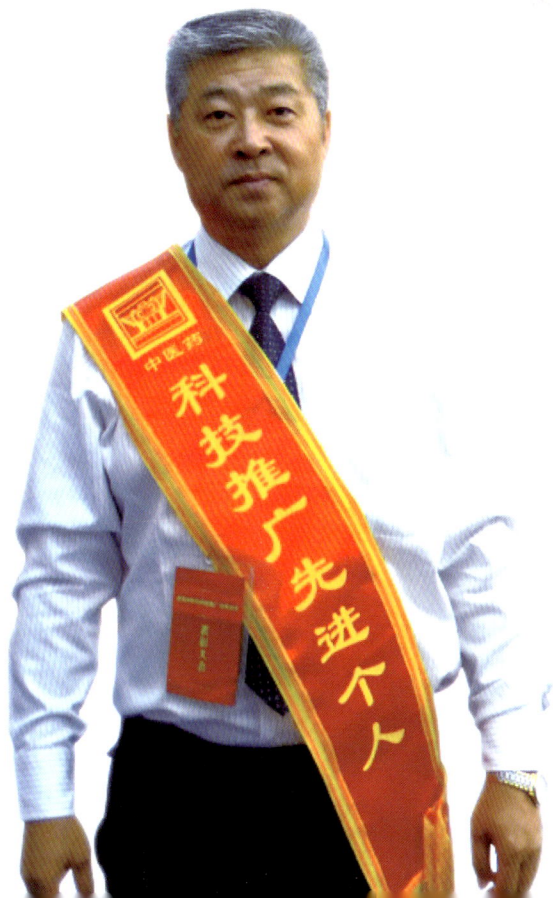

中国中医药出版社
·北 京·

图书在版编目（CIP）数据

肖德华针刀医案 / 肖德华著 . —北京：中国中医药出版社，2015.12

ISBN 978-7-5132-2812-1

Ⅰ . ①肖… Ⅱ . ①肖… Ⅲ . ①针刀疗法—医案—汇编 Ⅳ . ① R245.31

中国版本图书馆 CIP 数据核字（2015）第 252557 号

中 国 中 医 药 出 版 社 出 版

北京市朝阳区北三环东路 28 号易亨大厦 16 层

邮政编码 100013

传真 010 64405750

廊坊市晶艺印务有限公司印刷

各地新华书店经销

*

开本 787×1092 1/16 印张 9.5 字数 140 千字

2015 年 12 月第 1 版 2015 年 12 月第 1 次印刷

书号 ISBN 978-7-5132-2812-1

*

定价 56.00 元

网址 www.cptcm.com

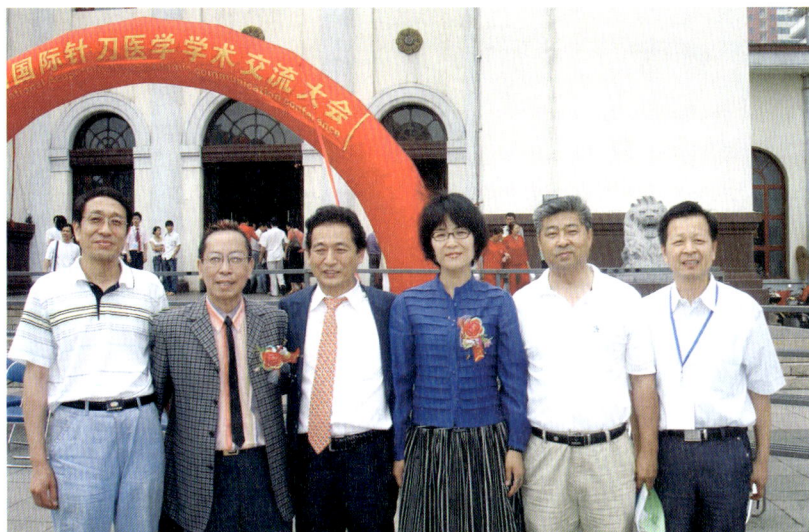

2008 年在太原与朱汉章夫人才婉茹老师（右三）、澳大利亚吴才华教授（右五）、韩国疼痛教授安刚（右四）合影

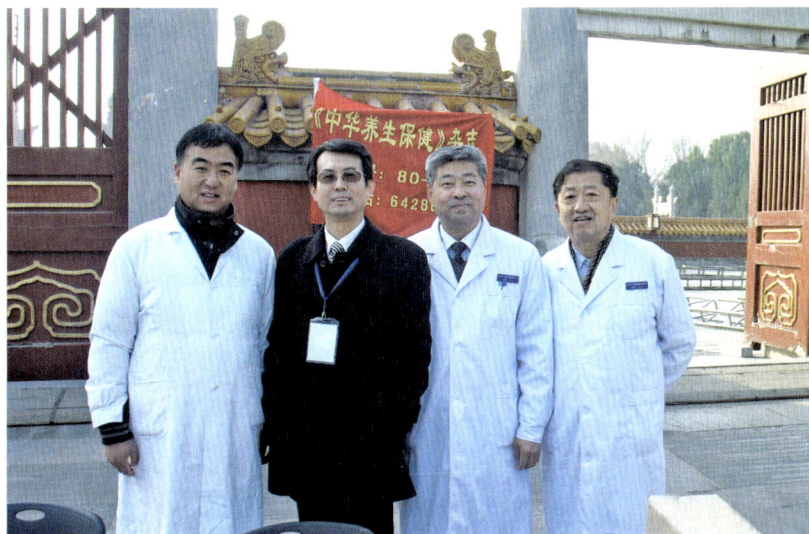

2008 年在地坛义诊时与中华中医药学会孙永章主任（左一）合影

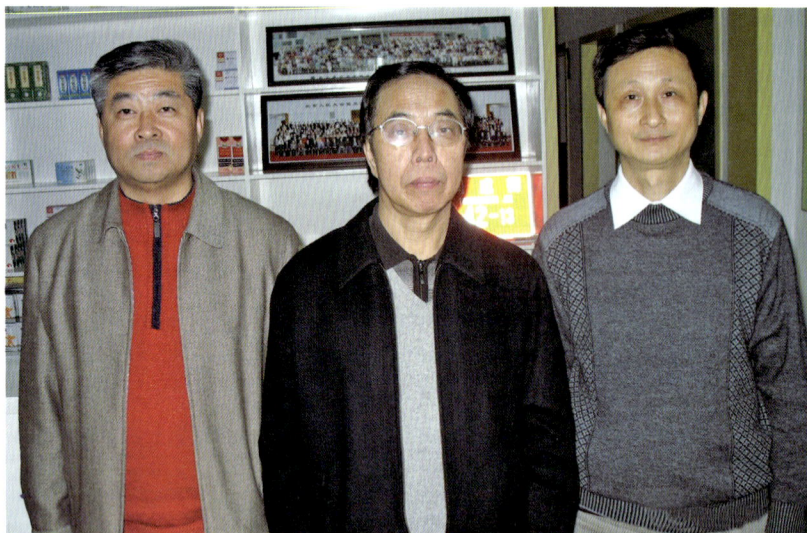

2008 年与世界针灸学会联合会针刀专业委员会会长王燮荣教授（中）及著名针刀专家江重浩（右一）合影

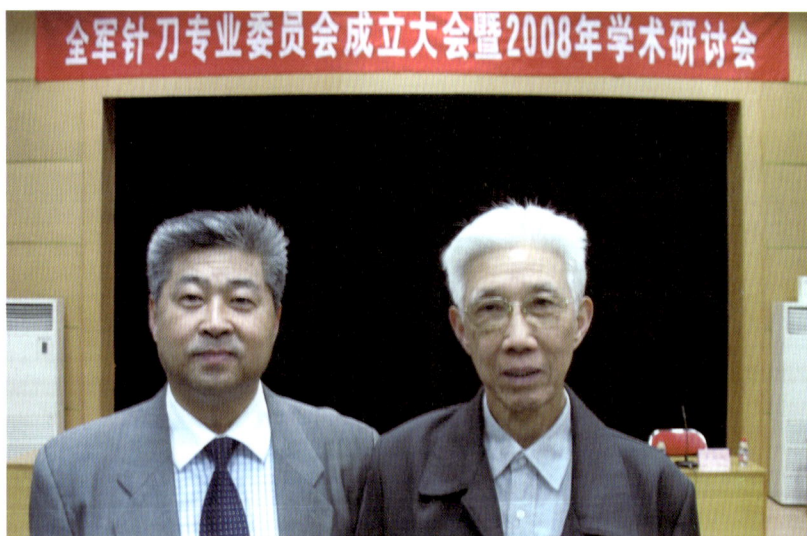

在全军针刀专业委员会成立大会上与著名针刀专家易秉瑛教授合影

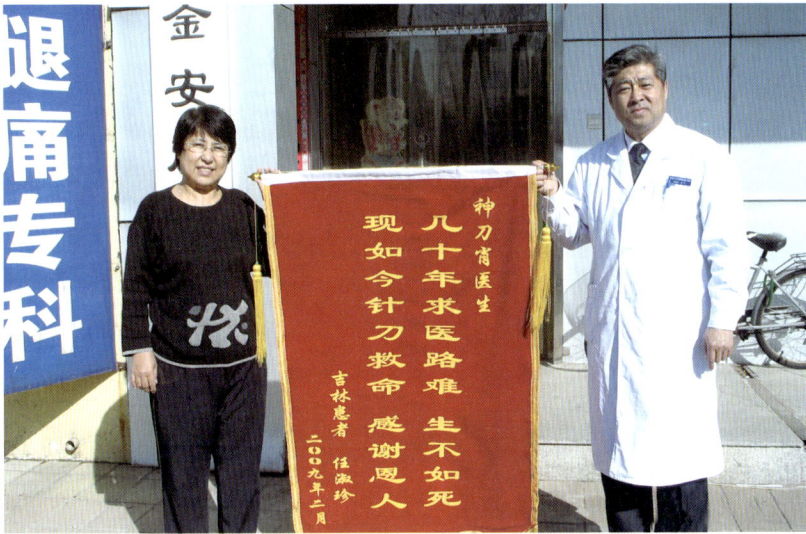

2009 年与患者合影

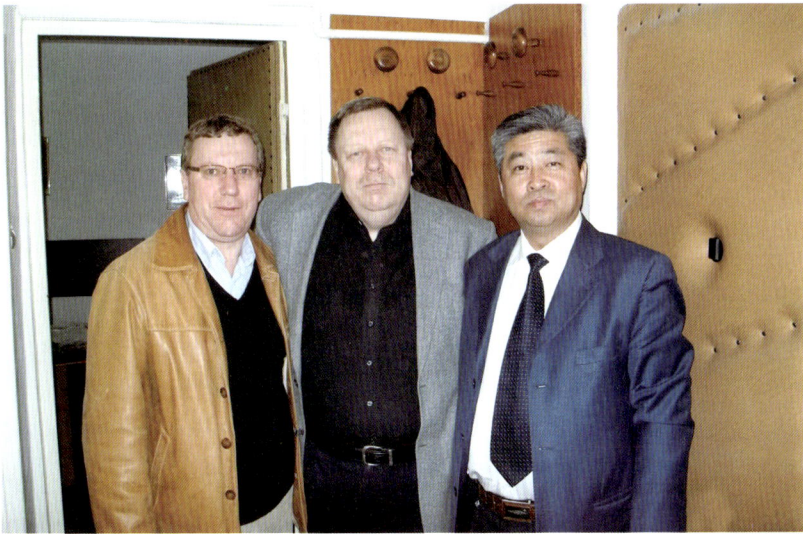

2009 年与罗马尼亚合作伙伴（左一）及律师（左二）（治疗后）合影

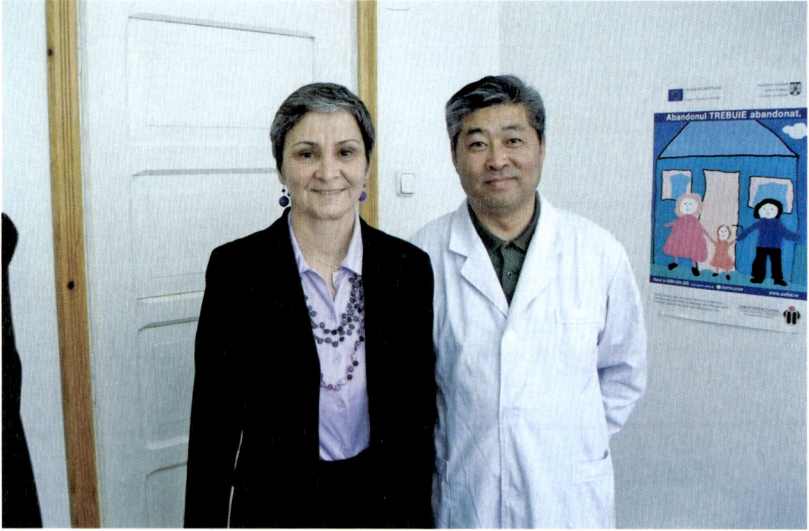

2009 年与罗马尼亚某劳工部部长（治疗后）合影

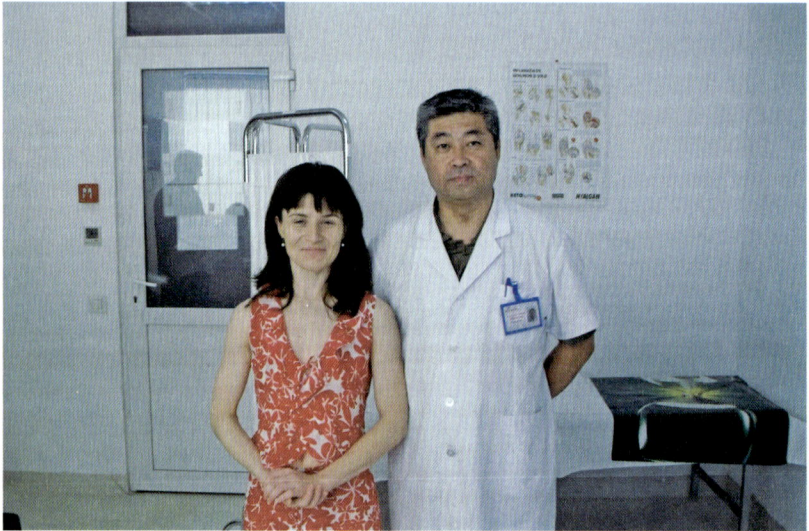

2010 年与罗马尼亚跆拳道世界冠军（治疗后）合影

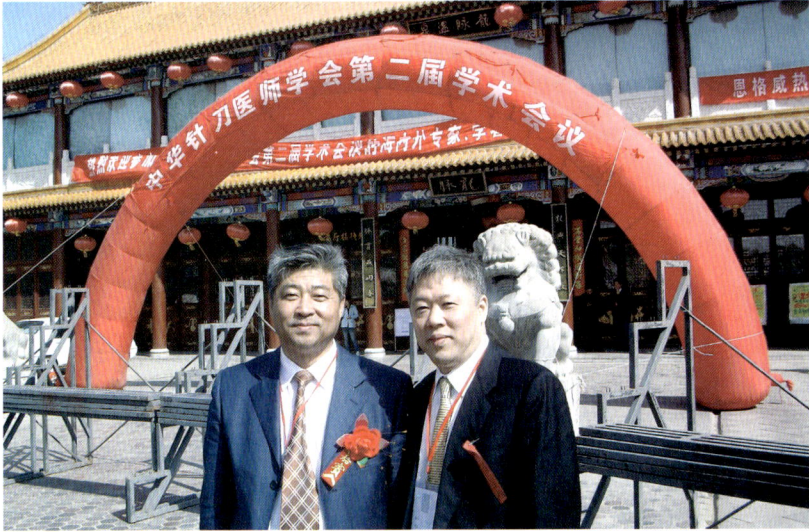

2009 年与香港针刀学会会长合影

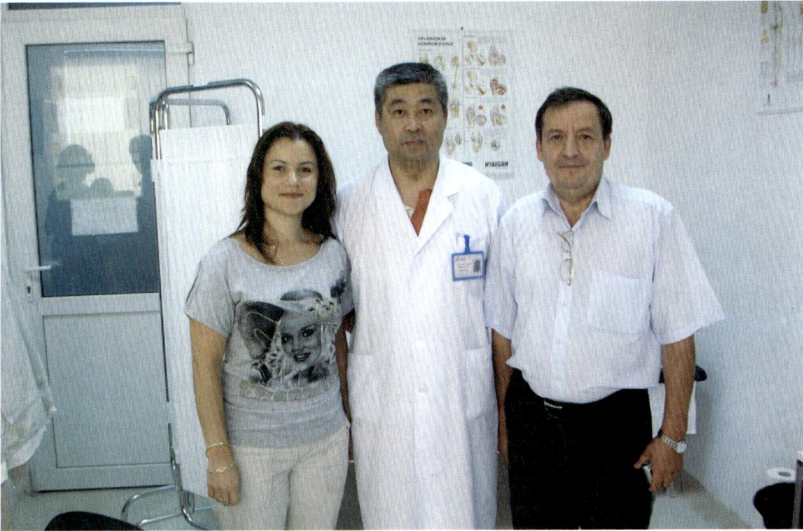

与罗马尼亚合作伙伴合影

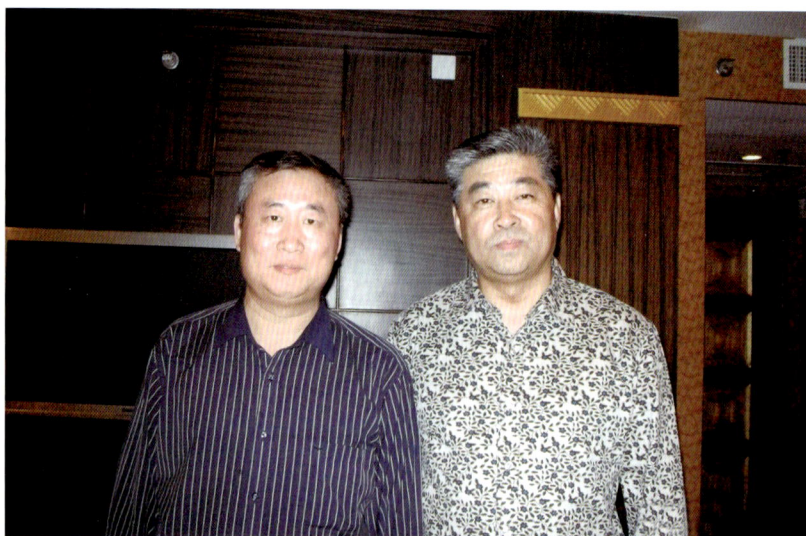

2010 年与著名作家张小玲教授（治疗后）合影

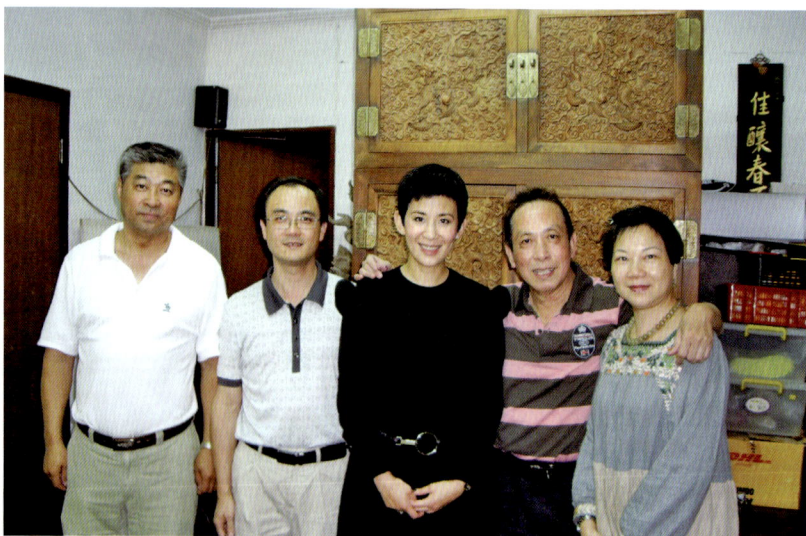

2010 年与著名影星吴君如在香港合影

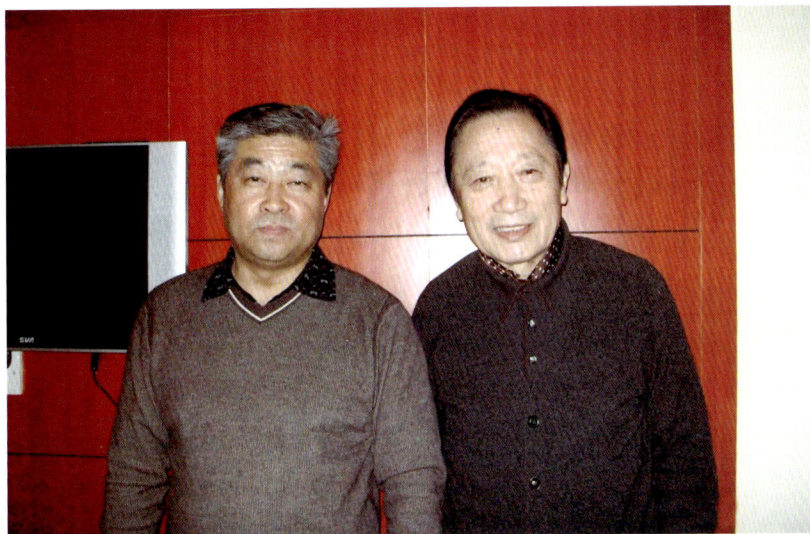

2010 年与著名电影表演艺术家刘冠雄（治疗后）合影

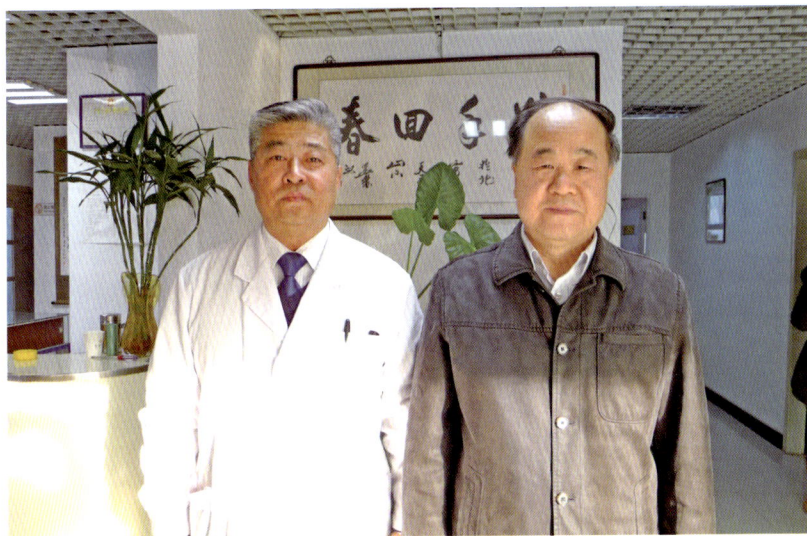

2015 年与诺贝尔文学奖获得者莫言老师（治疗后）合影

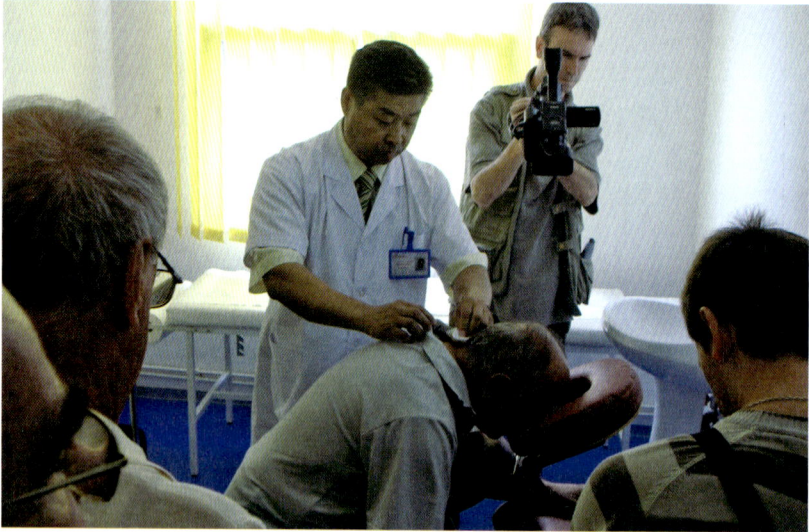

罗马尼亚媒体采访针刀治疗过程

罗马尼亚媒体报道针刀医学

内容简介

本书以《脊椎病因治疗学》为基础，以《针刀医学原理》为指导，以现代解剖、生理和病理学知识为基础，冲破临床人为分科的藩篱，以中医整体观念和辨证论治为基础，真实地记载了作者的临床诊治体会。本书是作者30余年从医经历、23年针刀治疗经验和10次微观解剖观察的经验总结，融入了对局部病症与整体病因的理解。书中介绍了近百例针刀医案，包括内、外、妇、儿、五官、皮肤等各科疾病，其中相当一部分是罗马尼亚的医案。医案从诊治部位、诊治方法、进针角度和深度，以及愈后进行了翔实介绍，证实了针刀医学可以跨科别、跨地域兼容诊治疾病，并可被异国患者认同和接受，验证了针刀医学的科学性、实用性和可普及性。有些病例弥足珍贵，为临床以往无法诊治或诊治无效的疾病。本书是国内第一本针刀医案专著。

本书可为医学院校学生了解针刀医学提供参考，亦可为各科医生临床诊治提供参照，更是热爱医学的社会各界人士了解针刀医学的窗口。

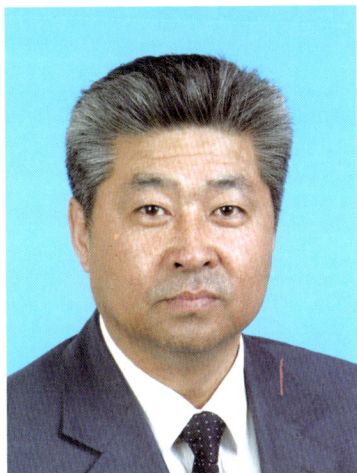

作者简介

　　肖德华， 男，1961 年出生，副主任医师，副教授，国际著名针刀医学专家，针刀医学创始人朱汉章教授亲传弟子。曾任中国中医研究院（现中国中医科学院）长城医院病区主任（朱汉章教授任院长）、中国中医研究院针刀医学培训中心首任国内部主任。从事临床工作 33 年，其中针刀治疗 23 年，对针刀治疗杂病有独特的理解。现任首都医科大学附属北京中医医院疼痛科专家、北京八方颈椎病研究所所长。

社会任职：

欧洲中医针刀医学会	创会主席
中华中医药学会针刀医学分会	副主任委员兼秘书长
北京中医药学会针刀医学专业委员会	常务副主任委员兼秘书长
北京汉章针刀医学研究院	副院长
中关村炎黄中医药科技创新联盟	主席
中国中医药研究促进会针刀医学专业委员会	主任委员兼秘书长
北京东方生命文化研究所	研究员
《现代中西医结合》杂志	编委
《世界中西医结合》杂志	编委

龙 序

朱汉章教授发明的小针刀疗法，经过近30年的发展，现已提升为针刀医学。经国家中医药管理局组织全国27家三级甲等医院和29位博士研究生导师举行的"针刀疗法听证鉴定会"，小针刀疗法被正式命名为针刀医学，并确定将针刀医学作为一个医学新学科推广，针刀医学遂成为与针灸学并列的同等级别的学科。

我和魏征教授于20世纪80年代后期参加在南京召开的骨科学术会议期间，曾登门探望朱汉章教授，参观他儿子诊治踝关节扭伤的过程，谈到小针刀疗法诊治软组织损伤所致的颈肩腰腿痛等经验和疗效，发现小针刀不仅可以治疗颈椎病、胸腰椎病，还可以治疗很多内科疾病。由于其当时并不被人理解，甚至遭受非议，朱汉章教授心情很是压抑……我和魏征教授就鼓励朱汉章教授，小针刀疗法属于新的疗法、创新的治疗手段，创新就存在这方面的问题，不理解和遭非议都是正常的，并跟他说，我和魏征教授在早期研究脊椎病因治疗时也遭受过非议和不解，后来经过数十年的临床验证，我和魏征教授研究的脊椎病因治疗学是经得起时间考验的，疗效是确切的。我们鼓励他小针刀疗法前景是光明的，并建议他对老年、少年和体弱病人必要时术前加用局部麻醉，以减轻施术时的疼痛。只要安全、疗效好，人们会慢慢接受小针刀疗法的。在骨科会议上，魏征发言中谈到朱教授的小针刀具有微创手术的特点，是中医骨伤科学走中西医结合道路的开拓项目。30多年弹指一挥间，小针刀疗法的发展正如我们所料想的一样，已经变成医学界的大树，如今已是硕果累累，遗憾的是针刀发明人朱汉章教授过早地离开了我们！

苍天不负有心人，朱汉章教授早期带出的学生们有些已经能够独当一面，他们继承并拓展针刀医学的诊治范围，提高了疗效。肖德华医生就是其中之一。他现任中国中医药研究促进会针刀医学专业委员会主任委员兼秘书长、中华中医药学会针刀医学分会副主任委员兼秘书长、北京中医药学会针刀医学专业委员会常务副主任委员兼秘书长。肖德华医生在20世纪90年代末期，在广州军区总医院参加过我院举办的《脊椎病因治疗学》学习班。他将脊椎病因治疗学与针刀治疗有机地结合起来，走出了一条新路，解决了临床一些常见病、多发病和疑难病的困惑，以颈椎、胸椎为中心治疗颈椎综合征、胸椎综合征，如过敏性鼻炎、抑郁症、哮喘、心律不齐、糖尿病、皮肤病等均取得了很好的疗效。

针刀医学是创新医学的代表，是在西医微观和中医整体观及其理论基础上产生的创新医学理论体系，它的创新体现在3个方面：一是器具创新，体现于针刀的刃口。二是理论创新。针刀医学认为，慢性软组织损伤的机理是动态平衡失调。针刀对其之所以有效，在于针刀能松解筋膜粘连、瘢痕及肌肉挛缩，从而改善血管或淋巴管阻塞（改善微循环障碍）。软组织的动态平衡失调，使骨关节运动功能失常，关节间组织（关节面软骨或膝关节半月板）继发性损伤导致骨质增生，再次加重肌力平衡的失调，并形成恶性循环。针刀疗法可以有效改善或治愈这类疾病，避免形成或打破这一恶性循环。三是治疗方法创新，即采用针刀针对损伤部位筋膜组织（即软组织损伤部位）的高压力、高应力及高张力进行松解、剥离、铲切和疏通等治疗，使其减压、减应和减张，从而达到治疗目的（改善微循环障碍）。

针刀治疗可以深入脊椎关节突的周围组织进行深部软组织松解，这是针刀治疗的优势。

希望肖德华医生在以后的临床工作中继续总结病例，整理资料，为推广、普及针刀医学多做贡献！

我已近90岁高龄，看到针刀医学第一本医案——《肖德华针刀医案》即将付梓，愿为此书作序。

该书记载了近百个针刀医案，有些是肖德华医生在罗马尼亚的病案，资料珍贵。愿此书的出版能拓宽针刀界同仁们的思路，促进针刀医学的发展。

龙层花

2015年9月于广州

前　言

　　针刀是一种医疗器具，可用以治疗多种疾病。其治疗的水平取决于医生对针刀医学原理的理解及对解剖知识的熟知程度。这里的解剖是指广义的立体解剖概念，包括局部解剖、微观解剖、立体解剖、功能解剖、动态解剖及体表定位。针刀医学治疗疾病的原则是局部与整体相结合，因局部反映整体，而整体决定局部，领会这一理念的实质与内涵，对针刀临床治疗具有重要的指导意义。针刀治疗疾病是在高选择性下立体定位、在非直视状态下操作针刀，故针刀医生必须非常熟悉局部解剖、微观解剖、立体解剖、功能解剖和动态解剖，熟练掌握体表定位，多角度、多层次、多方位地理解立体解剖的概念，真正掌握立体解剖的内涵，在对局部筋膜等软组织进行松解、剥离、铲切和疏通等治疗时做到心中有数、手中有准、指下有神，以降低和避免因立体解剖不熟、体表定位不精而引发的医疗差错及医疗纠纷。

　　针刀医学是一个创新医学体系，它是在西医学的微观和中医学的整体观及其理论基础上产生的医学理论体系。其创新性体现在 3 个方面：一是器具创新，二是理论创新，三是治疗方法创新。

　　1. 器具创新　器具即针刀，由针刃、针体和针柄 3 部分组成：①针刃（刀口线）多在0.8mm以下。②针体直径多在1.0～0.4mm之间。③针柄为扁葫芦样，扁葫芦柄与其前端的针刃（刀口线）相平行，针柄与针刃（刀口线）的方向一致，使治疗具有方向性。针柄分为两种：一种是一次性的，为塑料模压针柄；另一种是可多次使用的，为不锈钢针柄。

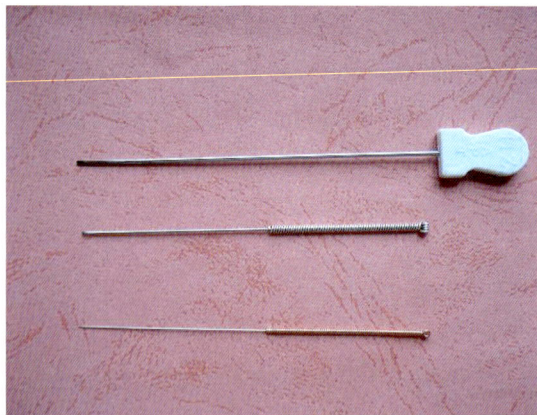

2. 理论创新 针刀医学认为，慢性软组织损伤是因动态平衡失调所致，其病理机制是粘连、瘢痕、挛缩和阻塞（微循环障碍），骨质增生是力平衡失调所致。

3. 治疗方法创新 采用针刀针对损伤部位筋膜组织（即软组织损伤部位）的高压力、高应力及高张力进行松解、剥离、铲切和疏通等治疗，起到减压、减应和减张的效果，从而达到治疗目的（改善微循环障碍）。

不论是西医医生还是中医医生，如果能够转变观念，认真学习针刀医学原理，对针刀医学理论体系的内涵进一步理解和领悟，即可使临床疗效明显提高，变不治为可治，变难治为速愈。

"医学千古事，得失寸心知"。我从医33年，从事针刀临床工作23年，自接触针刀疗法之日起便不断学习、体会针刀医学的精髓。特别是在1994年5月与恩师朱汉章教授组建中国中医研究院（现中国中医科学院）长城医院后，有机会跟随老师临床诊疗，目睹了一些临床上倍感棘手的疑难杂病的治疗，思路大开，此后不断调整理念与思维模式，以便跟上老师的诊疗思路及方法。为了尽快提高疗效和诊治的精准度，我先后10次进行微观解剖，为日后针刀治疗各种疑难杂病奠定了基础，对提高临床疗效也起到了促进作用。

本书所记医案是我临床诊治的实录。早期临床多以慢性软组织损伤所致的颈肩腰腿痛为主，治疗杂病有限。随着时间的推移，治疗的杂病越来越多。近些年，以颈部为主，配合脊柱胸腰部筋膜软组织松解治疗脊柱相关疾病取得了可喜的疗效。书中很多医案源自罗马尼亚，有些疾病的治疗也是在罗马尼亚被患者"逼"出来的。当时我在罗马尼亚布拉索夫市迈都医疗中心出诊，初期有些疑难杂病我们不治疗，可是部分患者坚信其他人的病能治好，他们的病也一定能治好，而且不治疗他们就不离开诊室，一直等着，这样也给我创造了诊治疑难杂病的机会，在探索中治疗，在治疗中探索。因就诊患者较多，当时又看不懂诊断资料，再加上语言障碍，只能以《针刀医学原理》为指导，参考《脊椎病因治疗学》，以脊神经分布为基础，结合在国内的诊治经验，再具体病例具体分析，没想到均取得了较好的疗效，令患者高兴而来满意而去。在罗马尼亚，有相当一部分患者称中国医生是"神医"，甚至有人说中国医生是"上帝派来的天使"，可见罗马尼亚患者对中国医生的信任、崇拜和依赖。这背后反映出来的也是针刀医学的神奇疗效！

从2009年6月22日在罗马尼亚布拉索夫市开诊，至2012年5月31日的1074天里，我与李宏教授共出诊740天，累计诊治患者18345人次，日均24.79人次；患者最小8个月，最大94岁，其中2010年8月17日～2012年5月31日，共出诊483天，累计治疗9864人次，男性患者3993人次，女性患者5871人次，男女之比为1：1.47。开诊第一年以治疗颈肩腰腿痛患者为主，因当地腰椎间盘突出症术后的患者特别多。第二年治疗了很多在国内较少接触的疑难杂病，如帕金森病、脑垂体瘤、抑郁症、精神分裂症、失忆症、打鼾、肝硬化（欲换肝者）、心律不齐（心脏术后欲换心脏者）、多汗症、皮肤病、卵巢囊肿、儿童书写功能障碍、儿童生长缓慢、脑瘫后遗症等，不胜枚举。第三年诊治的疑难杂病约占就诊量的一半。这些疑难杂病患者经过治疗，均取得了满意疗效。

当地的市长、卫生厅副厅长、省医院外科主任和不少当地名人都是我的患者。诊治范围以罗马尼亚本国人为主，逐渐辐射到罗马尼亚以外约18个国家，近的有摩尔多瓦、乌克兰、保加利亚、匈牙利、奥地利、土耳其、希腊；远的有英国、法国、德国、意大利、瑞士、西班牙、以色列等，还有来自加拿大和美国的患者等。针刀疗法凭借着疗效好、简单、方便、无痛苦、无副作用、不用服药的优势，在当地赢得了良好的口碑。很多患者都是一家数口来诊并同时接受治疗的，例如2012年5月19日诊治的51名患者中就有25人是夫妻、姐妹、婆媳和父女等关系。

因针刀疗法疗效明显，2012年6月13日罗马尼亚国家认证办公室（由卫生部和教育部联合组成）为我颁发了医疗执照，这是罗马尼亚政府自建国以来对中医（针刀医学）的首次认可。

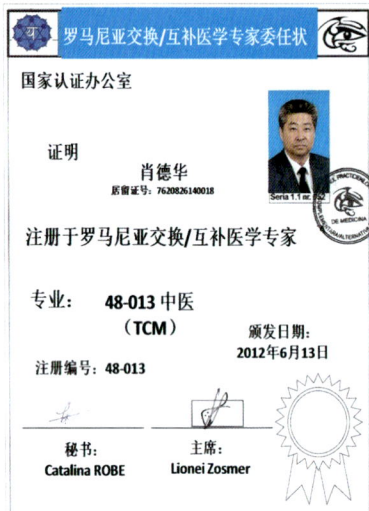

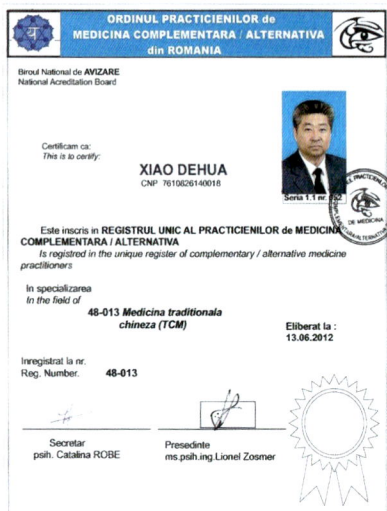

针刀医学是由原北京中医药大学针刀医学教育研究中心主任、已故针刀医学创始人朱汉章教授于1976年创立的。2003年9月，国家中医药管理局组织全国27家三级甲等医院和29位博士研究生导师举行了"针刀疗法听证鉴定会"，"小针刀疗法"被正式命名为"针刀医学"，并确定将其作为一个医学新学科进行推广，针刀医学遂成为与针灸学并列的同级别学科。由朱汉章教授主编、全国37所高等中医药院校参与编写的《针刀医学》已经正式列为本科教材，并于2004年秋季在全国37所学校正式使用。

从一种疗法到一门学科，能够在短短三十几年中快速崛起并发展，从诊治一般的颈肩腰腿痛到横跨内、外、妇、儿、五官等多个专业领域，从中国走向欧洲并在欧洲取得高度认可，都充分证实了针刀医学的科学性、实用性与可普及性。

"在研究领域有一个流行的说法：一个新的观点出来以后首先被否定，然后被嘲笑，继而受到挑战，最后被疯狂地接受。"（摘自《肌筋膜按摩疗法》）我认为，针刀医学目前正处在挑战结束之后、即将被疯狂接受之前的阶段，并强烈感受到了针刀医学所带来的巨大商机，这一商机是建立在其卓著疗效基础上的。

作为一门自然科学，针刀医学并非尽善尽美，尚存在诸多不足，包括缺乏大量的临床试验数据及科学化的规范管理。但毋庸置疑的是，针刀医学符合人类医学的长远利益和发展规划，推广和弘扬针刀医学可实现社会效益和经济效益双丰收，抓住针刀医学这个"即时项目"（学了即可应用），便可获得广阔的发展空间。

如今针刀培训班如雨后春笋般地在各地开展，但我想说的是，针刀医学是一门实践性很强的创新医学体系，学习方法、临床时间和诊治量对针刀医生具有重要意义。针刀医生在不同的时间段会有不同的临床体会。当针刀诊治量达到千例时会有突破感，当针刀诊治量突破万例时会有成就感，所以针刀医生只有通过大量的临床实践才能深刻理解和感悟针刀医学的科学内涵。

针刀医学创始人朱汉章教授曾经说过："针刀医学将造福人类。"我将循着朱汉章教授的思想和教诲，以造福人类为宗旨，竭尽全力，推动针刀医学日臻完善，使之在更宽广的领域获得长足的发展。

本书的出版将会引领针刀临床诊治范围不断扩大，使更多的患者选择针刀治疗，使针刀疗法这一简单、方便、易行且无毒副作用的纯绿色治疗手段步入快速发展之道。愿本书的出版能给针刀医生及欲了解针刀医学的人以启迪，达此心愿则足矣。

肖德华

2015 年 8 月

目 录
CONTENTS

骨关节疾病

软组织损伤

内科疾病

妇科疾病

儿科疾病

五官科疾病

皮肤科疾病

其他疾病

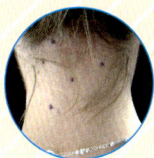

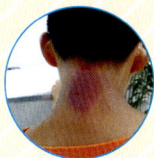

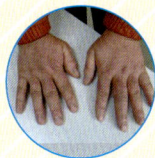

骨关节疾病

一、颈椎疾病

病例 ① 颈椎病

祝某，女，55 岁，高级工程师，家住北京市海淀区西三旗。

【就诊时间】2007 年 7 月 22 日。

【就诊地点】北京八方颈椎病研究所（北京肖德华诊所）。

【主诉】头痛、头晕、视物模糊 5 年余，胸闷气短加重 5 年。

【现病史】无明显外伤史，有长期伏案工作史。5 年前始觉胸闷、气短、头晕、头痛，头晕严重时与胸闷交替出现，胸闷时在胸壁可摸到痛点，但痛点不固定，为窜痛，曾在某颈椎病医院诊治。

【查体】C2 棘突右偏，C2 棘突右侧压痛（＋），C4、C5 关节突关节囊压痛（＋），且肿胀。C7 棘突左侧压痛（＋），左肩胛内上角压痛（＋＋），右肩胛内上角压痛（＋）。

X 线颈椎正位片示 C2 棘突右偏，侧位片示 C6、C7 椎间隙变窄。

MRI 示 C3 ～ C4、C4 ～ C5、C5 ～ C6、C6 ～ C7 硬膜囊受压。

【印象】颈椎病（混合型）。

【处置】针刀松解术＋伸筋丹。

C2 棘突右侧，C4、C5 关节突关节囊，C7 棘突左侧，左肩胛内上角，右肩胛内上角，每次针刀松解上述压痛点及肌筋膜紧张处的条索结节部位。T5～T7 棘突间及棘突两侧，用相应胸椎手法整复。

7 月 31 日二诊：患者头晕、胸闷气短都有不同程度改善，眼睛视物清楚，较术前减轻 80% 左右，头晕与胸闷交替出现，头晕时伴有眼睛干涩。

8 月 10 日三诊：患者头晕减轻 80% 左右，胸闷气短减轻 90% 左右，视物模糊减轻 90% 左右。

8 月 21 日四诊：术后第 4 天突然头晕，尚有胸闷，心慌感消失，C2 棘突右偏复位，个人回忆 20 岁时曾被辘轳伤及头部。

10 月 8 日五诊：头晕偶尔发作。予牛蒡子 20g，6 剂，水煎服。

10 月 19 日六诊：偶发早搏，头晕、心慌等消失。

中药：制附子 60g（先煎 2 小时），干姜 50g，炙甘草 30g，茯苓 40g，桂枝 40g，泽泻 30g，猪苓 30g，厚朴 30g。6 剂，水煎服，每日 2 次。

10 月 29 日七诊：胸痛，早搏，左背疼痛。

11 月 23 日八诊：颈背部不适，心动过缓，59 次 / 分。

中药：砂仁 35g，黄柏 20g，炙甘草 15g，桂枝 15g，吴茱萸 10g，干姜 15g，制附子 10g。3 剂，水煎服，每日 2 次。

11 月 27 日九诊：心动过缓明显改善，仍有眼花。

病例 ② 颈椎病

白某，女，36 岁，医生。家住北京市昌平区回龙观。

【就诊时间】2007 年 7 月 24 日。

【就诊地点】北京八方颈椎病研究所（北京肖德华诊所）。

【主诉】左颈部疼痛、左侧头晕头痛、左眼眶疼痛 3 年余，加重 2 年。

【现病史】个人回忆几年前因开玩笑致颈部扭伤，3 年多前觉左颈部疼痛、左侧头晕头痛、左眼眶疼痛，加重 2 年，曾在多家医院诊治，诊断为左霍纳征。

【查体】C2、C3 左侧关节突关节压痛（++），触压肿胀，左枕鳞压痛，C5 棘突左侧压痛（+），双路索雷姆反射（+）。

MRI 示 C5、C6 椎间盘突出。

【印象】颈椎病。

【处置】针刀松解术 + 伸筋丹。

针刀松解颈部软组织。

7 月 30 日二诊：情况明显好转，起床时眩晕感消失，干活时突然站立头空感消失，饮食改善明显，左霍纳征减轻。

8 月 6 日三诊：情况明显好转，昨天突然一过性头晕，左眼夜间疼痛消失。

8 月 18 日四诊：患者自我感觉左耳下乳突周围发胀。

9 月 29 日五诊：患者颈背部疼痛明显减轻 80% 左右，偶尔头晕。

12 月 3 日六诊：左耳下乳突部发胀感仍有。

病例 ③ 颈椎病

王某，女，60 岁。家住北京市昌平区北七家名流花园。

【就诊时间】2007 年 10 月 16 日。

【就诊地点】北京八方颈椎病研究所（北京肖德华诊所）。

【主诉】低头稍久即右侧头痛 18 年，加重 5 年余。

【现病史】无明显外伤史。八九年前始觉右头痛、右眼抽紧酸胀，曾在某颈椎病医院诊治，自己用颈椎治疗仪可减轻症状。

【查体】C2 棘突右偏压痛（＋），C2 棘突右偏，右路索雷姆反射（＋）。

X 线颈椎正、侧位片示 C2、C3、C4 棘突右偏，侧位片示 C2 为中心返张。

【印象】颈椎病。

【处置】针刀松解术 + 伸筋丹。

针刀松解 C2 棘突右侧、右枕鳞、C3~C5 右关节突关节囊。

10 月 23 日二诊：低头头痛消失，但背酸胀。

中药：茯苓 40g，猪苓 30g，泽泻 30g，桂枝 30g，仙灵脾 40g，当归 60g，赤芍 60g，白术 40g。6 剂，水煎服，每日 2 次。

10 月 30 日三诊：仍有低头时头痛、右头发紧感。

11 月 24 日四诊：低头头痛偶尔出现，睡眠后消失。

11 月 30 日五诊：低头头痛消失。

病例 ④ 颈椎病

于某，男，50 岁。家住辽宁省大连市甘井子区。

【就诊时间】2008 年 9 月 9 日。

【就诊地点】北京八方颈椎病研究所（北京肖德华诊所）。

【主诉】头痛十五六年，加重十年余。

【现病史】20 世纪 80 年代当兵时曾扭伤颈部，十五六年前始觉头痛、眼睛有往后抽紧感，有时右手中指、无名指疼痛。曾在当地多家医院诊治，均无理想疗效。头痛严重时，需要口服 3 片止痛药。

【查体】C2 棘突向后移位，C2 棘突右侧及右 C2、C3 关节突关节压痛（＋），左枕鳞旁压痛（＋）。

【印象】颈椎病。

【处置】针刀松解术 + 伸筋丹。

针刀松解颈部软组织。

9 月 12 日二诊：患者颈部感觉轻松，头痛消失。

9 月 15 日三诊：昨天右颈部疼痛，右针眼有不适感。

9 月 22 日四诊：头痛基本消失，但感背部疼痛、右颈部疼痛。

10 月 17 日，其姐告知头痛诸症消失。

病例 ⑤ 颈椎病

某男，40 岁。家住罗马尼亚圣格奥尔基（华侨）。

【就诊时间】2009 年 3 月 22 日。

【就诊地点】罗马尼亚圣格奥尔基。

【主诉】晕车 30 多年，伴头痛 10 余年。

【现病史】从记事起即晕车，每逢坐车即晕必吐，但自己开车则无事。近 10 年来又出现头痛，晨起加重。在国内坐公交车只能坐 3 站，需下车休息一会儿再继续坐车。患者系早产儿，当年 7 月出生，体重 3 斤 7 两，曾在保温箱内喂养 3

个多月。

【查体】颈短粗、颈部生理曲度不复存在，颈部两侧肌组织压硬（＋＋＋）。

【印象】①颈椎病。②先天性颈部肌组织发育不良。

【处置】针刀松解术（图1）。

针刀松解颈背部软组织。

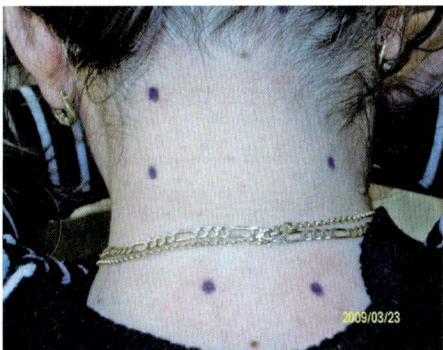

2009年3月21日～4月8日，共计治疗4次。头痛消失，坐车晕车及呕吐症状基本消失。为了巩固疗效及软化颈部肌组织，2009年7月～11月24日，又治疗12次，现颈部肌组织弹性较前明显改善，颈部生理曲度出现，颈部变细。现在可连续坐车5～6个小时，没有任何不适感。

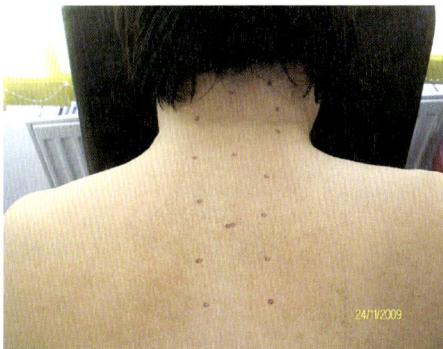

图1 病例5针刀松解部位

病例 ⑥ 颈源性脱发

某女，43岁。罗马尼亚圣格奥尔基人。

【就诊时间】2009年3月23日。

【就诊地点】罗马尼亚圣格奥尔基。

【主诉】脱发、发质干且易折20余年，眼袋大，近几年明显加重。

【现病史】20年前开始发觉头发干枯，发质干燥、蓬松，如何梳都不能像以前一样容易理顺，极易折断。随着年龄的增长，近几年情况更加严重。

【查体】左侧C2棘突压痛（＋＋），双侧C4～C5关节突关节压痛（＋），C6棘突两侧压痛（＋＋）。

【印象】颈源性脱发。

【处置】针刀松解术（图2）。

针刀松解颈部软组织。

图2 病例6针刀松解部位

2009 年 3 月 23 日～8 月 18 日，共计治疗 6 次。2012 年 4 月，笔者再次去罗马尼亚布拉索夫出诊时随访，自述头发干枯、易折、难以梳理等现象皆已消失，眼袋明显变小。

病例 ⑦ 颈源性结膜炎

肖某，女，59 岁。北京市怀柔区人。

【就诊时间】2008 年 7 月 8 日。

【就诊地点】北京八方颈椎病研究所（北京肖德华诊所）。

【主诉】双眼痒痛、发热、流红色黏稠眼泪 2 天。

【现病史】患者就诊时以双膝关节疼痛而来诊。自述每年到这个时候双眼就开始发痒、流泪、疼痛、发热、流红色黏稠分泌物，病史 10 余年。

【查体】右侧 C3～C5 关节突关节压痛（++），双侧肩胛提肌肩胛骨附着点压痛（++）。

【印象】复发性结膜炎（颈椎病交感型）。

【处置】针刀松解术。

针刀松解颈部软组织。

治疗 1 次后，患者立即感觉双眼发凉，发热感消失，疼痛减轻，双眼可以睁开。1 周后来治疗双膝关节疼痛时，见双眼如常。患者自述双眼发痒、流泪、疼痛、发热、流红色黏稠分泌物皆消失，甚喜。述 1 次治好了十几年的老病根。

病例 ⑧ 颈椎病

某女，34 岁。罗马尼亚布加勒斯特人。

【就诊时间】2010 年 6 月 26 日。

【就诊地点】罗马尼亚布加勒斯特。

【主诉】抑郁、精神障碍 10 年余。

【现病史】精神障碍 10 年余，体胖。结婚后丈夫对其不好，故易怒、喜怒无常、疑神疑鬼、失眠。

【查体】眼神呆滞，双眼无神，体胖。颈部压硬（+）。

【印象】颈椎病。

【处置】针刀松解术 + 拔罐（图 3 ～图 5）。

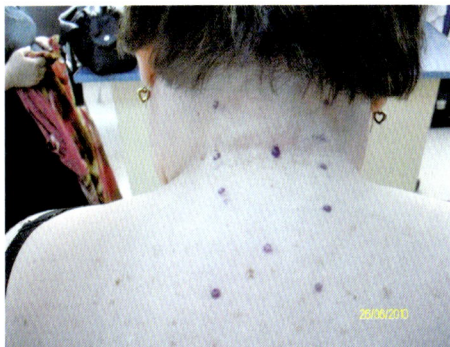

图 3　病例 8 针刀松解部位 1

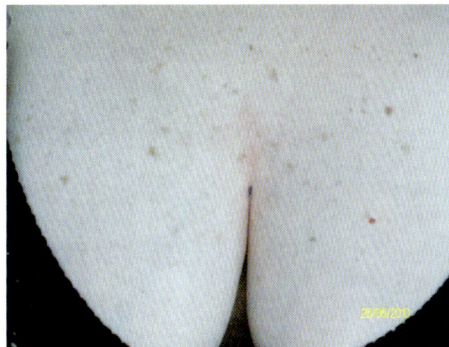

图 4　病例 8 针刀松解部位 2

针刀松解颈背部及胸部软组织，并配合拔血罐。

2010 年 7 月 3 日二诊：患者感觉非常好，失眠好转，双眼有神。

7 月 10 日、17 日三、四诊：患者心情开朗。

7 月 24 日五诊：诸症状明显改善，患者心情开朗，双眼有神，失眠消失。

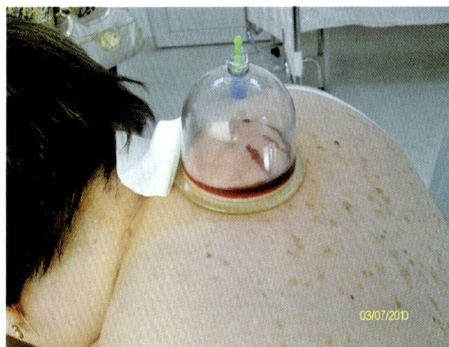

图 5　病例 8 拔罐部位

病例 ⑨　颈椎病

某女，30 岁，罗马尼亚布加勒斯特市法律顾问。

【就诊时间】2010 年 6 月 19 日。

【就诊地点】罗马尼亚布加勒斯特。

【主诉】精神抑郁、精神紧张、头晕、易疲劳 6 年余。

【现病史】2004 年夏天非常热，故出现烦躁、精神抑郁、精神紧张、头晕、易疲劳、无故易怒。

【查体】C2 棘突左偏、左侧 C2、C4 棘突旁压痛（＋）。舌尖右偏（图 6）。

【印象】颈椎病。

【处置】针刀松解术（图 7、图 8）。

针刀松解颈部及胸部软组织。

2012 年 6 月 19 日、6 月 26 日、7 月 3 日治疗后易怒基本消失，7 月 10 日、7 月 17 日和 7 月 31 日共计治疗 6 次，烦躁、精神抑郁、精神紧张、头晕、易疲劳、无故易怒等症状治疗后未再复发，患者感觉非常好。

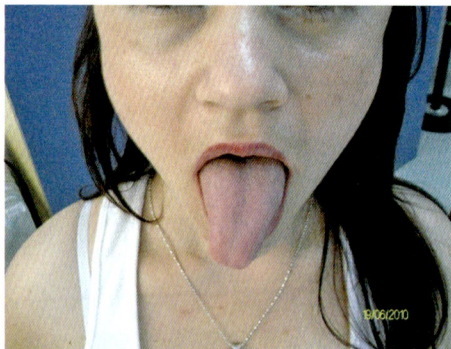

图 6　舌尖右偏

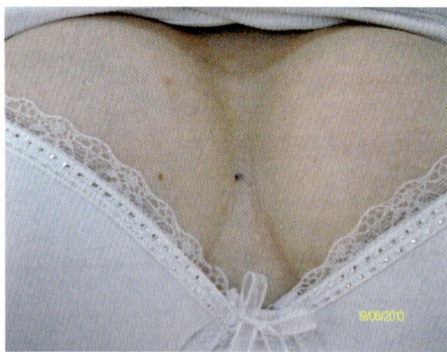

图 7　病例 9 针刀松解部位 1

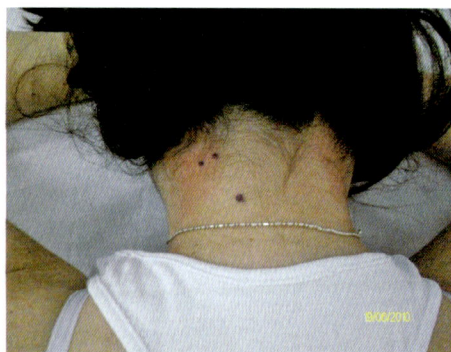

图 8　病例 9 针刀松解部位 2

病例 ⑩　颈椎病（抑郁、恐怖症）

某男，41 岁，计算机专家，罗马尼亚布拉索夫市人。

【就诊时间】2009 年 11 月 28 日。

【就诊地点】罗马尼亚布拉索夫市迈都医疗中心。

【主诉】自感恐怖、抑郁 10 余年，加重两年。

【现病史】10 余年前开始失眠，心里紧张，工作压力大，曾有两年病情较重，服药后缓解。近两年明显加重，服大量镇静药物仍不能缓解，有恐怖心理，腹部发紧。近 1 年来心里极度恐怖，有时欲轻生，几乎每周有两次或三次需要呼叫救护车。本地诊断为抑郁、恐怖症。

【查体】C2 棘突左偏、压痛（＋＋）、压硬（＋）。

【印象】颈椎病（抑郁、恐怖症）。

【处置】针刀松解术（图 9、图 10）。

针刀松解颈胸部软组织。

2009 年 11 月 28 日～2010 年 3 月 24 日，共计治疗 13 次，抑郁、恐怖感基本消失。患者描述症状减轻 95% 左右，诸药已停，甚是高兴。

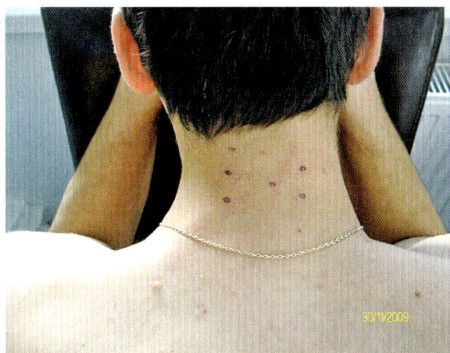

图 9　病例 10 针刀松解部位 1

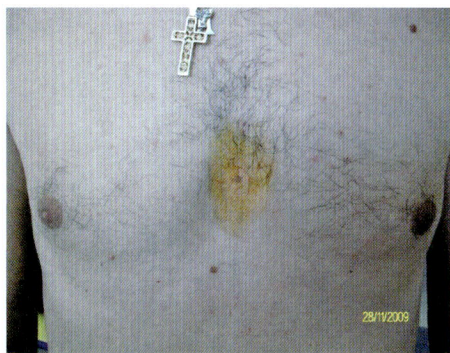

图 10　病例 10 针刀松解部位 2

病例 ⑪ 颈椎病（抑郁、恐怖症）

某女，55 岁，家庭医生，罗马尼亚布泽乌市人。

【就诊时间】2010 年 4 月 10 日。

【就诊地点】罗马尼亚布加勒斯特市。

【主诉】抑郁、恐怖、急躁、易怒 17 年余。

【现病史】患者七八岁时因父亲酒后恐吓，出现抑郁、恐怖症状。成年后信奉某教，后本想退出，遭恐吓不能退出，恐怖及抑郁症状加重。现恐怖、失眠，夜间难以入睡，睡后易惊醒，每天靠吃药维持睡眠，极度痛苦。曾就诊于各医院而无明显效果。

【查体】面色晦暗，疲惫，背部毛孔明显变粗。双侧 C3～C6 关节突关节压痛（＋）。

【印象】颈椎病（抑郁、恐怖症）。

【处置】针刀松解术（图11～图13）。

针刀松解颈背及胸部软组织。

2010年5月1日二诊：通过两次治疗后，自我感觉良好，面色红润，皮肤细腻，睡眠明显好转。

2010年5月1日～7月24日，共计治疗8次，感觉非常好，心情舒畅，愿意化妆，穿衣颜色改变，喜欢穿颜色鲜艳的衣服，对生活有兴趣。

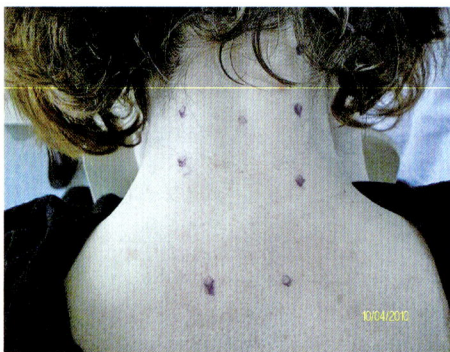

图11　病例11针刀松解部位1

【按语】中医学认为，抑郁症的发病机理主要是思虑过度，导致肝失疏泄，脾失健运，心失所养，肾精亏虚，脏腑气血功能失调，元神失养。其病位在脑，涉及心、肝、脾、肾多脏。颈部肌肉损伤也可导致抑郁症。

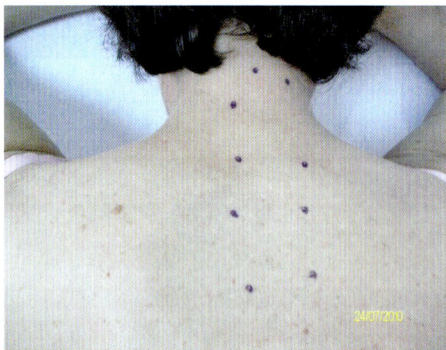

图12　病例11针刀松解部位2

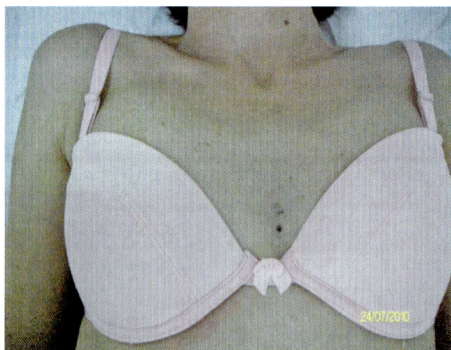

图13　病例11针刀松解部位3

病例 ⑫　颈椎病（三叉神经病毒性疱疹）

某女，49岁，罗马尼亚布拉索夫市人。

【就诊时间】2010年3月5日。

【就诊地点】罗马尼亚布拉索夫市迈都医疗中心。

【主诉】左脸疼痛、痒，左脸肌肉萎缩6个月。

【现病史】患者在两年间曾瘫痪3个月，后又恢复正常。半年前出现左脸疼痛、痒，1 个月前加重，现腹胀、便秘。

【查体】双侧 C2、C3 关节突关节压痛（＋）、压硬（＋），左脸色素沉着，左脸肌肉萎缩，左眼裂变小。

【印象】颈椎病（三叉神经病毒性疱疹）。

【处置】针刀松解术（图 14、图 15）。

针刀松解颈腰部软组织。

2010 年 3 月 12 日二诊：胃肠功能有所改善，腹胀、便秘消失。

3 月 17 日、25 日，4 月 1 日治疗后，左脸痒改善，左脸疼痛减轻 90% 左右。4 月 9 日～7 月 22 日，共计治疗 14 次，左脸疼痛、痒消失，左脸肌肉萎缩恢复正常。

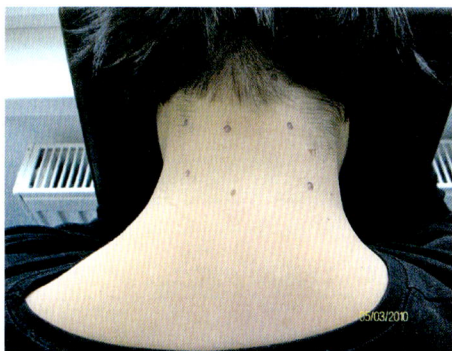

图 14　病例 12 针刀松解部位 1

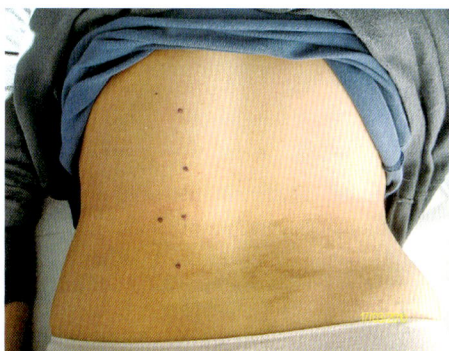

图 15　病例 12 针刀松解部位 2

病例 ⑬　颈椎病（三叉神经痛）

某女，68 岁，罗马尼亚圣格奥尔基人。

【就诊时间】2010 年 3 月 9 日。

【就诊地点】罗马尼亚圣格奥尔基。

【主诉】左下颌昼夜疼痛 15 年余。

【现病史】左下颌疼痛 15 年余，不分昼夜，平时靠吃止痛药缓解。

【查体】左侧 C2、C3 关节突关节压痛（＋）。

【印象】颈椎病（三叉神经痛）。

【处置】针刀松解术（图 16 ～图 18）。

针刀松解面颈部软组织。

2010 年 3 月 16 日二诊：自我感觉左下颌夜间疼痛消失。

3 月 23 日、30 日三、四诊：治疗前说话、吃饭时左面部疼痛，左眼受影响。治疗后白天疼痛时间缩短，说话、吃饭时左面部疼痛及左眼不适感减轻 50% 左右。

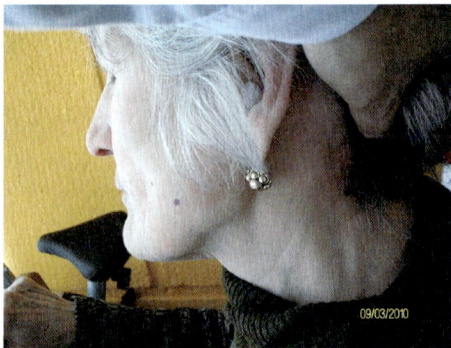

图 16　病例 13 针刀松解部位 1

4 月 6 日五诊：自我感觉说话、吃饭时左面部疼痛明显减轻 60% 左右。

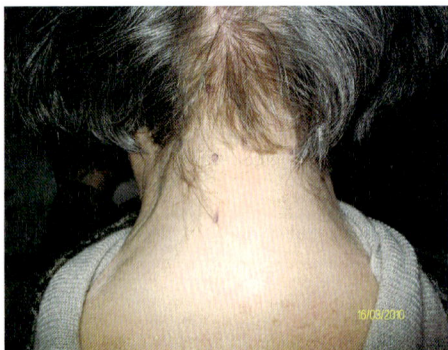

图 17　病例 13 针刀松解部位 2

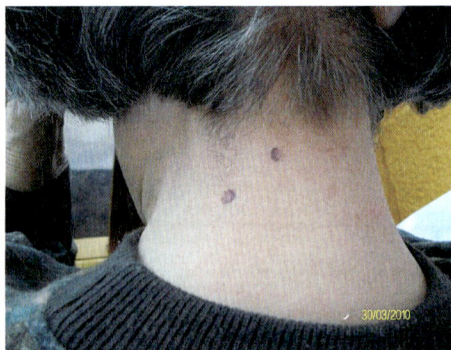

图 18　病例 13 针刀松解部位 3

病例 ⑭　颈椎病（面神经麻痹后遗症）

王某，男，49 岁，经理，北京通州人。

【就诊时间】2012 年 11 月 5 日。

【就诊地点】北京八方颈椎病研究所（北京肖德华诊所）。

【主诉】右面部神经麻痹后遗症，右面肌痉挛。

【现病史】患者自述 2010 年 11 月 3 日患面神经麻痹症，当天在某医院神经内科就诊，予输液、吃药。第二天，患者到另一家医院针灸 10 次，没有任何效果。期间还在一家祖传专治面瘫病的地方治疗 2 次，也不见效果。2010 年 11 月

18日，经朋友介绍来诊，予针刀疗法共治疗3次，当时即见效，面神经基本复位。后由于时间因素中断1年。中断期间在某医院针灸科治疗两个多月，但效果不大。后又转院治疗，医生说已经是面瘫后遗症，不容易治好，只能试试看，共治疗15次，没有效果，遂又来本所治疗。

【查体】右乳突前压痛（＋），右太阳穴前部压痛（＋），右下关穴压痛（＋），右唇角下压痛（＋）。

【印象】颈椎病（面神经麻痹后遗症）。

【处置】针刀松解术（图19～图21）。

针刀松解头面部软组织。

2012年11月12日二诊：自觉右上眼睑下沉感明显减轻，右面肌痉挛频率降低。

11月28日三诊：感觉右面部轻松很多。

2013年1月9日四诊：右眼裂增大，右面部表情肌基本恢复正常，偶有右面部痉挛，感觉恢复90%左右。

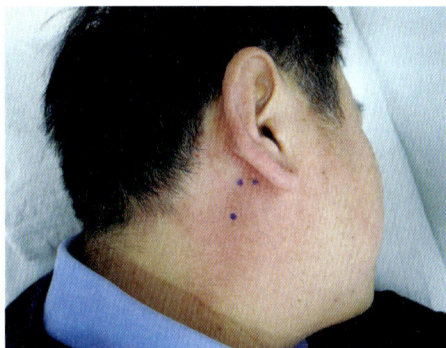

图19 病例14针刀松解部位1

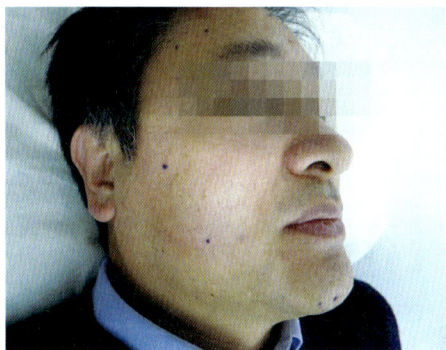

图20 病例14针刀松解部位2

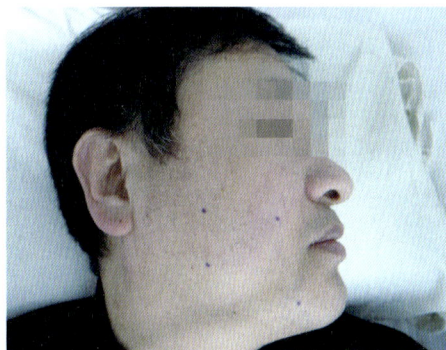

图21 病例14针刀松解部位3

病例 ⑮ 颈椎病

某男，55 岁，罗马尼亚某市市长。

【就诊时间】2010 年 3 月 20 日。

【就诊地点】罗马尼亚布加勒斯特。

【主诉】右颈部及右背部疼痛，伴右大拇指麻、食指疼痛。

【现病史】一个半月前出现右颈部及右背部疼痛，伴右大拇指麻、食指疼痛，仰头时头晕 20 年。

【查体】右侧 C2 ～ C6 关节突关节压痛（++），双路索雷姆反射（+）。

MRI 示 C4 ～ C5、C5 ～ C6 椎间盘突出、硬膜囊受压。

【印象】颈椎病。

【处置】针刀松解术（图 22）。

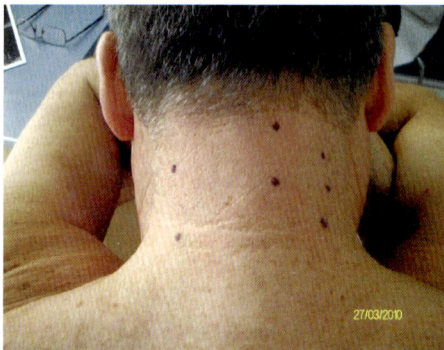

图 22　病例 15 针刀松解部位

针刀松解颈部软组织。

3 月 27 日二诊：治疗后右拇指麻消失，椎间盘突出、硬膜囊受压明显好转（图 23）。

4 月 17 日三诊：右颈部及右背部疼痛、食指疼痛基本消失。头部左偏时有颈部发紧感。

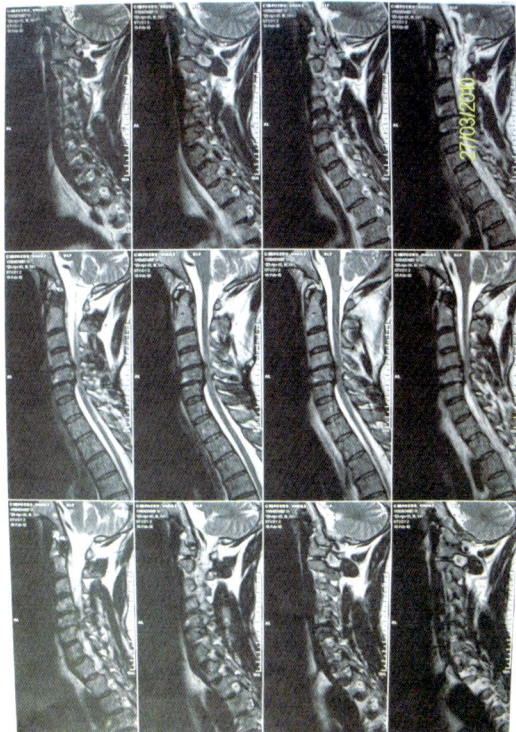

图 23　病例 15MRI 图像

病例 16　颈椎病

史某，女，32 岁，江苏泗洪人。

【就诊时间】2011 年 3 月 1 日。

【就诊地点】北京八方颈椎病研究所（北京肖德华诊所）。

【主诉】头晕、头痛、恶心两年，加重两月余。

【现病史】10 余年前曾摔伤过，且有 5 ～ 6 年伏案工作史，两年前出现头晕、头痛，偶有恶心，烦躁易怒。当地医院诊断为颈椎病（脊髓型），令其手术，患者不接受手术而来诊。

【查体】右 C2 ～ C3、C5 ～ C6 关节突关节压痛（++），左 C5 ～ C6 关节突关节压痛（+），双路索雷姆反射（+）。

颈椎 X 线片示 C4、C5 先天性融合"阻滞椎"（图 24）。

MRI 示 C5 ～ C6 椎间盘突出，相应节段黄韧带肥厚（图 25）。

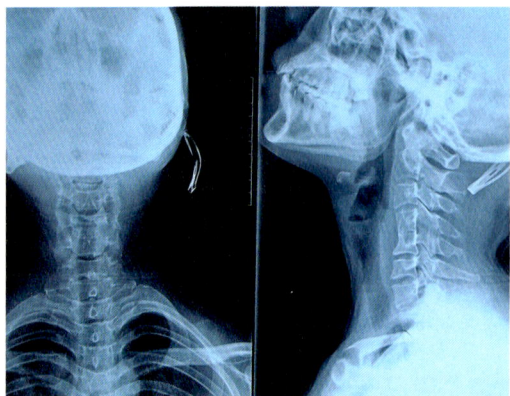

图 24　颈椎 X 线片

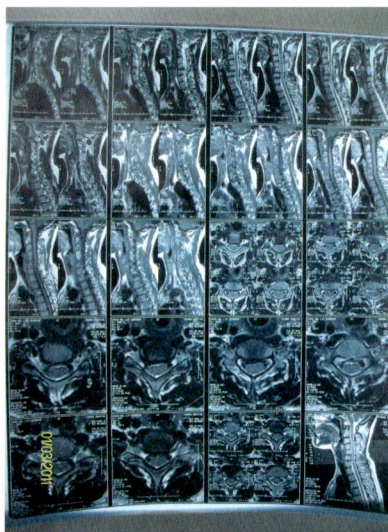

图 25　MRI 图像

【印象】①颈椎病（脊髓型）。②颈椎椎管狭窄。

【处置】针刀松解术（图 26）＋中药。

针刀松解颈背部软组织。

中药：葛根 40g，桂枝 20g，白芍 60g，甘草 15g，僵蚕 15g，苍耳子 15g，竹茹 30g，陈皮 15g，制附子 15g，干姜 15g。5 剂，水煎服。

3 月 1 日～6 日，共计治疗 4 次，头晕、头痛、恶心及烦躁易怒等症状基本消失。

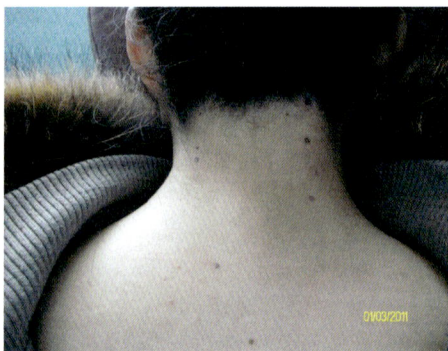

图 26　病例 16 针刀松解部位

病例 ⑰　颈椎病

张某，男，44 岁，北京丰台人。

【就诊时间】2005 年 6 月 19 日。

【就诊地点】北京北亚颈椎病医院。

【主诉】双下肢无力、步态不稳半年，加重 3 个月。

【现病史】自我感觉走路如踩棉花，双手麻木，上下楼梯需扶把手，发病半年，加重 3 个月。

【查体】双侧 C4、C6 关节突关节压痛（++），双侧霍夫曼征（+），双侧膝腱反射亢进。

MRI 示 C5、C6 椎间盘突出，相应节段脊髓受压。X 线颈椎病侧位片示 C5、C6 椎间隙明显变窄。

【印象】颈椎病（脊髓型）。

【处置】针刀松解术。

针刀松解颈部软组织。治疗 1 次后，患者自觉双下肢无力感减轻，双手麻木减轻。治疗 2 次后，双下肢无力感明显减轻，上下楼梯不用扶把手，双手麻木亦明显减轻，自我感觉非常满意。

病例 ⑱ 颈椎病

沈某，女，55 岁，广州市某企业经理。

【就诊时间】2004 年 7 月 20 日。

【就诊地点】广东省佛山市平州医院。

【主诉】双手掌麻木刺痛、发干发紧，双脚掌麻木刺痛 7 个月。

【现病史】7 个月前始觉双手掌麻木刺痛、发干发紧，双脚掌麻木刺痛，曾到广东省几家医院治疗，诊为颈椎病，均采用按摩、牵引、中药等方法，效果不佳。自用其弟从澳大利亚带回的润肤品外用擦手，无济于事。

【查体】双 C4 ～ C5、C5 ～ C6 关节突关节压痛（+）。

MRI 示 C4、C5 及 C5、C6 相应节段硬膜囊受压。

【印象】颈椎病（脊髓型）。

【处置】针刀松解术。

针刀松解颈部软组织，先后治疗 5 次。首次治疗自我感觉双手、双脚掌刺痛明显减轻。第 3 次治疗后，自我感觉双手发干发紧症状明显减轻。第 5 次治疗后，上述症状消失。1 年后随访，感觉良好。

病例 ⑲ 颈椎病

刘某，男，47 岁，上海市某部总裁。

【就诊时间】2005 年 3 月 21 日。

【就诊地点】北京八方颈椎病研究所（北京肖德华诊所）。

【主诉】双足感觉迟钝两年，加重两个月。

【现病史】左头面部发麻、左半身发紧一个半月，颈部僵硬，大脑反应迟钝，心烦易怒。曾在全国多家省级医院诊治，明确诊断为脊髓型颈椎病。因患者工作繁忙，经常到各地出差，每到一处都要去当地医院进行按摩治疗，按摩后当时自我感觉轻松，几小时后如前。

【查体】左 C2～C6 关节突关节压痛（++），左路索雷姆反射（+）。

2005 年 3 月 23 日，MRI 示 C5、C6 椎间盘突出，相应节段脊髓受压，C5、C6 椎间黄韧带肥厚，与 2004 年 3 月 19 日 MRI 对比，椎间盘突出及黄韧带肥厚明显增加。

【印象】颈椎病（脊髓型）。

【处置】针刀松解术。

针刀松解颈部软组织，并建议患者停止按摩，改善饮食方式。首次针刀治疗后感觉良好，第 2、3 次效果当时不显著。2005 年 6 月 30 日进行第 6 次治疗时，患者自我感觉上述症状明显减轻。

2005 年 7 月 29 日电话随访，当时患者在井冈山开年会，告之诸症状明显减轻 80% 左右。2008 年 6 月 19 日电话随访，诸症状消失。

病例 ⑳ 颈椎病

王某，男，29 岁，陕西安康市人。

【就诊时间】2007 年 8 月 14 日。

【就诊地点】北京八方颈椎病研究所（北京肖德华诊所）。

【主诉】颈背部肿胀感、疼痛四五年，加重两年。

【现病史】患者曾于 1997 年春节摔伤，头后部着地，四五年前开始觉得项背部及双肩有肿胀感，偶有头晕、头沉、胸闷气短，双下肢偶尔发软，曾在当地医院诊断为脊髓型颈椎病，后经人介绍来京就诊。

【查体】C2 棘突右偏，C5、C6 关节突关节囊压痛（++），双肩胛内上角压痛（++）。

颈椎 X 线侧位片示以 C5、C6 为中心呈颈椎反张，C5、C6 椎体后缘增生。

MRI 示：① C5、C6 椎间盘突出伴椎管狭窄，脊髓水肿。② C3、C4 及 C5、C6 椎间盘突出。③ C5、C6 椎体骨质增生。

【印象】颈椎病（脊髓型）。

【处置】针刀松解术 + 中药。

针刀松解颈背部软组织。

中药：黄芪 100g，茯苓 40g，泽泻 30g，猪苓 30g，白术 60g，桂枝 40g，当归 40g，川芎 20g，桃仁 15g，红花 15g，苍耳子 40g。5 剂，水煎服。

8 月 21 日二诊：颈部及两肩部发胀感减轻 1/4 左右，头痛、头晕减轻，但感觉胸骨向前突，双肩部颈部肿感消失。

中药：黄芪 100g，茯苓 40g，泽泻 30g，猪苓 30g，白术 60g，桂枝 40g，当归 40g，川芎 20g，桃仁 15g，红花 15g，制附子 10g，干姜 20g，苍耳子 40g。6 剂，水煎服。

8 月 28 日三诊：肿胀感消失，头晕消失，现感双肩、颈及胸骨不适。

中药：苍耳子 30g，桃仁 15g，红花 30g，乳香 10 g，没药 10g，黄芪 100g，白芍 60g，炙甘草 15g。6 剂，水煎服。

9 月 4 日四诊：两肩及胸骨不适，其余感觉良好。望面色红润，精神佳。

中药：当归 40g，赤芍 30g，川芎 20g，苍耳子 20g，桃仁 30g，红花 30g，乳香 15g，没药 15g，黄芪 100g，柴胡 30g，白芍 60g，炙甘草 15g，干姜 40g，制附子 10g。6 剂，水煎服。

9 月 11 日五诊：两肩不适感明显减轻，胸骨不适感消失，面色红润，精神佳。

中药：当归 40g，赤芍 30g，川芎 20g，苍耳子 15，桃仁 30g，红花 30g，乳香 15g，没药 15g，黄芪 100g，柴胡 30g，白芍 60g，炙甘草 15 g，干姜 40g，制

附子10g。6剂，水煎服。

【按语】颈椎病的临床症状十分复杂，千变万化，令患者痛苦不堪。脊髓型颈椎病尤为突出。对于此病，西医多主张手术或采用激光、臭氧、椎间盘悬切等方法治疗，但多数患者不愿意接受手术治疗。近年来我采用针刀松解颈枕部软组织治疗脊髓型颈椎病，取得了较为满意的效果。通过针刀松解，改善颈部软组织的压力、张力，恢复颈部肌肉、筋膜、腱膜、韧带等软组织的弹性，使行走或穿行在其间的血管，主要是静脉回流得以恢复，神经内的轴流也得以恢复，从而间接改善脊髓内的血液循环，进一步改善或消除脊髓型颈椎病的临床症状。

病例 ㉑ 颈椎病

某女，61岁，罗马尼亚布拉索夫市人。

【就诊时间】2010年3月5日。

【就诊地点】罗马尼亚布拉索夫市迈都医疗中心。

【主诉】颈部疼痛11年，鼻塞、眼睛红3年余。

【现病史】颈部疼痛11年，鼻塞10年余，眼睛红3年余，时好时坏。如去海边鼻塞即通，眼红即减轻。甲状腺肿大，记忆力减退，双肘尖、双拇指尖疼痛1年余。

【查体】双C2～C5关节突关节压痛右（＋＋）、左（＋），右压硬（＋＋）、左（＋）。

【印象】颈椎病（胸腰筋膜损伤）。

【处置】针刀松解术（图27～图30）。

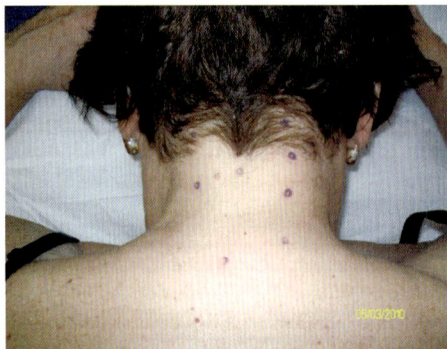

图27 病例21针刀松解部位1

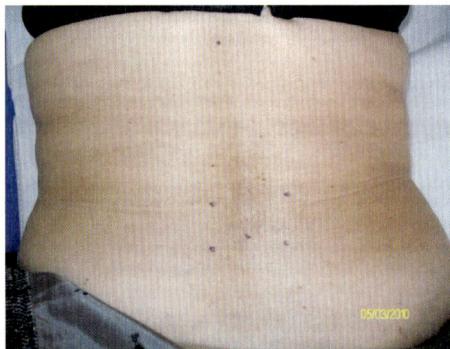

图28 病例21针刀松解部位2

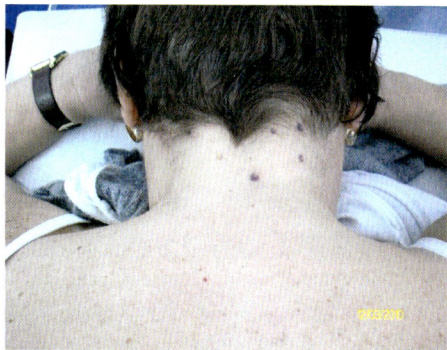

图 29　病例 21 针刀松解部位 3

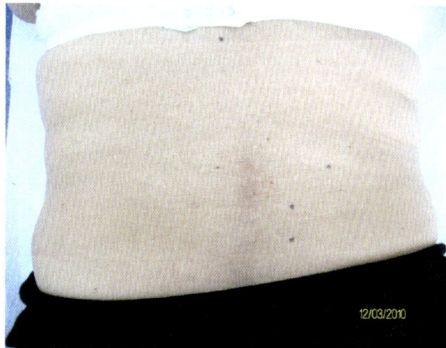

图 30　病例 21 针刀松解部位 4

针刀松解颈部及胸腰筋膜软组织。

3 月 12 日、18 日二、三诊：颈部疼痛消失，鼻塞、眼红缓解，记忆力有所改善。

3 月 26 日～5 月 20 日共计治疗 8 次，颈痛消失，鼻塞及眼红缓解，双肘尖、双拇指尖疼痛消失，记忆力明显增强。

病例 ㉒ 颈源性嗅觉功能障碍

某男，35 岁，罗马尼亚布拉索夫市迈都医疗中心救护车司机。

【就诊时间】2009 年 7 月 17 日。

【就诊地点】罗马尼亚布拉索夫市迈都医疗中心。

【主诉】鼻子嗅不到气味两年余。

【现病史】两年前登高时从木凳上摔下，当时枕部着地，并无不适感，两三天后方感觉鼻子不适，从此嗅不到任何气味。在本地医院检查鼻子无器质性病变。

【查体】C2 棘突两侧压痛左（++）、右（+），C4～C6 关节突关节压硬（+）。

【印象】外伤性嗅觉功能障碍。

【处置】针刀松解术（图 31）。

针刀松解颈背部软组织的压痛、压硬、结节、条索等阳性反应点。

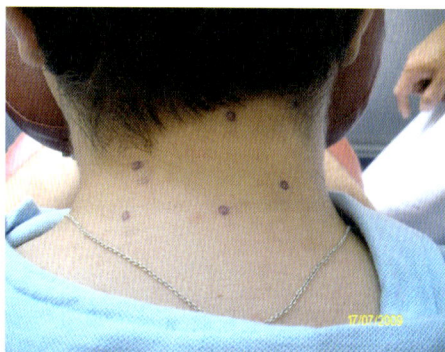

图 31　病例 22 针刀松解部位

2009 年 7 月 17 日～9 月 17 日，共计治疗 5 次。第 4 次复诊时，自述现在可以闻到气味，但仍有不适感。2010 年 3 月 31 日电话随访时，自述一切正常。

病例 ㉓　颈源性过敏性鼻炎

吴某，男，43 岁，澳大利亚某胸科医院院长（华裔），世界卫生组织前官员，国际著名针刀医学专家。

【就诊时间】2001 年 12 月。

【主诉】鼻流清涕、打喷嚏 5 年余，每遇寒凉则加重。

【现病史】患者在成都开针刀医学学术交流大会时经人介绍找到我，当时患者鼻流清涕、打喷嚏 5 年余，每遇寒凉则加重。

【查体】C2 棘突左偏，棘突左侧伴有压痛（＋），左枕鳞压痛（＋）。

【印象】颈源性过敏性鼻炎。

【处置】针刀松解术。

针刀松解颈部软组织。

3 天内为其治疗两次。首次治疗时，当针刀刺到 C2 棘突左侧时，患者自我感觉有一条线直接穿至左鼻孔，顿感鼻子轻松舒适。

2005 年 8 月在山东烟台开全国针刀医学学术交流大会上再次见到患者，自述不仅自己的过敏性鼻炎彻底治愈，而且在澳大利亚用此法治愈了数十例过敏性鼻炎的患者。

病例 ㉔　颈源性过敏性鼻炎

王某，男，47 岁，黑龙江省七台河市人，职业木匠。

【就诊时间】2000 年 12 月 20 日。

【就诊地点】黑龙江省七台河市中医院。

【主诉】晨起喷嚏不断，继之流清涕如水滴。患病 5 余年，近 3 年病情加重。

【现病史】8 年前始觉得鼻内不适；5 年前症状明显，晨起喷嚏不断；3 年前症状加重，晨起不论几时，先是打喷嚏，继之流清涕。就诊于多家医院，病情反而越来越严重。

【查体】C2 棘突两侧、枕鳞部压痛明显。

【印象】颈源性过敏性鼻炎。

【处置】针刀松解术。

针刀松解 C2 棘突两侧，以及枕鳞部、鼻根部两侧软组织。

2000 年 12 月 20 日～2001 年 1 月 18 日，共计治疗 4 次，上述症状基本消失。

病例 ㉕ 颈源性过敏性鼻炎

周某，女，33 岁，北京昌平沙河机场技术员。

【就诊时间】2007 年 9 月 3 日。

【主诉】鼻塞、鼻痒、喷嚏、流鼻涕 9 年多，近两年加重。

【现病史】1998 年夏季去烟台旅游，回家后即感鼻塞不适、喷嚏、鼻痒，口服药物效果不明显，夜间睡眠只能张口呼吸，倍感痛苦。平时喷嚏不断，鼻孔发痒。

【印象】颈源性过敏性鼻炎。

【处置】针刀松解术。

针刀松解 C2 棘突两侧、鼻根部软组织。针刀治疗两次后症状消失。

2007 年 9 月～2010 年春节，3 次随访，诸症消失，未复发。

病例 ㉖ 颈源性鼻窦炎

某女，31 岁，罗马尼亚布拉索夫市迈都医疗中心会计。

【就诊时间】2010 年 3 月 12 日。

【就诊地点】罗马尼亚布拉索夫市迈都医疗中心。

【主诉】鼻塞伴两颧胀闷 3 个月余。

【现病史】3 个月前因感冒而发鼻塞，伴两颧胀闷，曾服用一些感冒药，未见减轻。现每天鼻塞、两颧胀闷不适。

【查体】C2 棘突两侧压痛左（+）、右（++），C2 棘突右偏。

X线片示双侧下颌窦炎症。

【印象】颈源性鼻窦炎。

【处置】针刀松解术（图32）+手法整复。

针刀松解颈部软组织，并配合手法整复。

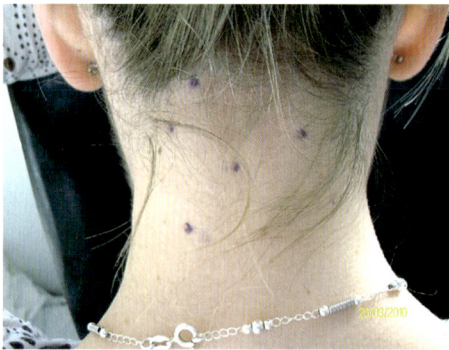

图32 病例26 针刀松解部位

3月18日二诊：第1次治疗后两三天内症状明显减轻，但之后则如前。

3月24日三诊：上次治疗后第2天鼻塞消失，并流出许多黄色分泌物，自觉两颧胀闷感消失。

3月26日四诊：诸症消失。为巩固疗效，患者要求再治疗1次。

病例 27 颈源性鼻窦炎

某女，24岁，罗马尼亚圣格奥尔基人，在英国工作。

【就诊时间】2009年7月16日。

【就诊地点】罗马尼亚圣格奥尔基。

【主诉】鼻塞、鼻炎12年余，每遇感冒加重。

【现病史】每年多次感冒，随即继发鼻炎，鼻塞、流黄涕，伴头痛12年。曾口服、注射药物，当时症状减轻，之后如常。每次发作时额部疼痛数天，极易感冒。

【查体】C2～C3关节突关节压痛（++）、压硬（++），右C2棘突旁压痛（+）。

【印象】颈源性鼻窦炎。

【处置】针刀松解术（图33）。

针刀松解颈部软组织。

2010年1月4日复诊：共计治疗

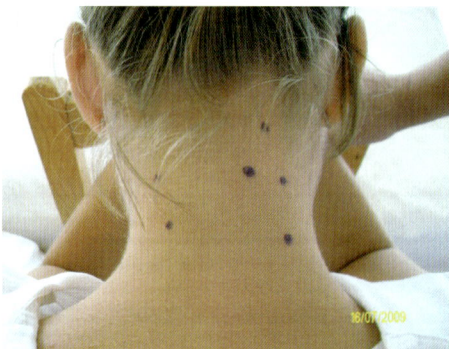

图33 病例27 针刀松解部位

6次。第1～3次治疗后症状有明显改善，第4～6次治疗后疗效更加明显。6次治疗后诸症消失，至复诊时未复发鼻塞流黄涕、头痛，也未患过感冒。

病例 28　颈源性鼻窦炎

某男，50岁，罗马尼亚布泽乌市原市长。

【就诊时间】2010年6月18日。

【就诊地点】罗马尼亚布拉索夫市迈都医疗中心。

【主诉】鼻塞、额部发胀40余年，腰痛伴右下肢疼痛、耳鸣3个月。

【现病史】鼻塞、额部发胀40余年，腰痛伴右下肢疼痛、耳鸣3个月。

【查体】双C2～C6关节突关节压痛（＋）、压硬（＋），右L3～L4横突压痛（＋）。

【印象】颈源性鼻窦炎。

【处置】针刀松解术（图34，图35）。

针刀松解颈腰部软组织。

6月25日二诊：鼻塞、额部发胀感明显减轻，鼻子开始通气，治疗后连续3天自鼻腔流出黄色黏稠分泌物。腰痛及右下肢痛治疗后前几天感觉较好，后又疼痛。耳鸣好转。

7月2日三诊：鼻塞、额部发胀感减轻30%～50%。

7月8～14日共计治疗5次，鼻塞、额部发胀感减轻60%左右，腰痛伴右下肢疼痛明显减轻，耳鸣消失。

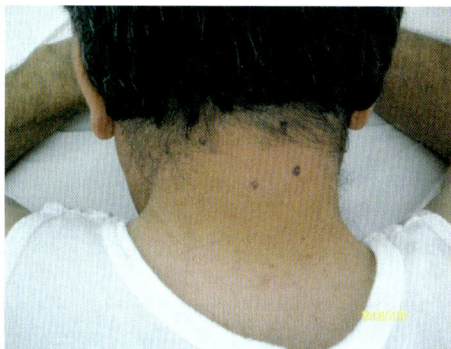

图34　病例28针刀松解部位1

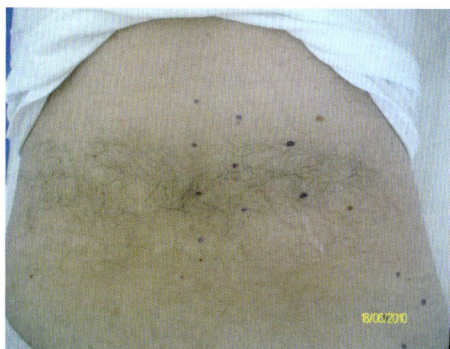

图35　病例28针刀松解部位2

知识链接

针刀治疗过敏性鼻炎的作用机制

《脊椎病因治疗学》记载，过敏性鼻炎又称变态反应性鼻炎、血管舒缩性鼻炎，是临床常见病、多发病、疑难病，一般认为与过敏性体质及吸入敏感物质或粉尘气体等刺激有关。但上述病例证实，多数过敏性鼻炎是颈部周围的软组织创伤或劳损使颈椎失稳，颈部周围软组织的动态平衡失调，病变部位组织高度敏感导致的。其应该属于颈椎病的范畴，也就是说，过敏性鼻炎是交感神经型颈椎病的特殊临床表现。

过敏性鼻炎表现出鼻塞、鼻痒、喷嚏、流涕，有的伴有头痛、偏头痛、嗅觉障碍、流泪、耳鸣等，这些只是症状，真正引起以上症状的病因以前一直不明，通常采用含有麻黄素或肾上腺素等血管收缩剂来治疗，有的患者用药后鼻痒、流涕、鼻塞、喷嚏、偏头痛等诸多症状立刻缓解，多数患者只能短暂改善。而采用针刀松解椎枕肌群、筋膜、腱膜、韧带等软组织，辅助鼻根切刺，配合第 2 颈椎为主手法整复治疗过敏性鼻炎，取得了理想的疗效。

从解剖生理学来看，鼻部血管舒缩功能由自主神经支配，通常采用交感神经兴奋剂（麻黄素或肾上腺素）或副交感神经抑制剂（阿托品类药物）作为局部用药，然而实际治疗效果并不理想（有暂时疗效，不能根治）。副交感神经来自面神经分支岩浅大神经，交感神经来自颈内动脉上的交感神经丛及岩深神经，两者合成翼管神经至蝶腭神经节。节后分为鼻后上神经分布于中鼻甲以上鼻腔外侧后部、后筛窦、蝶窦、鼻顶及中隔，腭神经穿翼腭管分布于中鼻道、下鼻甲及下鼻道。颈上交感神经节是颈部最大的交感神经节，长 15~55mm，上极达颅底，由深筋膜附着于 C1~C4（C2、C3 为主）横突前方，与横突间隔有颈长肌及筋膜。颈内动脉丛起于颈上节的上端，是颈上节的最大分支，随动脉走行而同时分布于各器官。迷走神经头部分支与颈上交感神经节有交通支，位于颈上节与颈静脉神经节之间；另一交通支与 C1、C2 神经襻发出一小支至结状神经节。

当上位颈椎（C1~C4）周围的肌肉、筋膜、腱膜、韧带等软组织，由于急性损伤或慢性劳损发生上段颈椎错位，使颈部周围软组织的动态平衡失调时，极易牵张或因肌肉、筋膜、腱膜、韧带的紧张而压迫伤及颈上交感神经节或颅底（茎乳孔）的软组织，刺激或压迫交感或副交感神经纤维，从而出现物理性刺激的神经兴奋或抑制，使所支配的器官功能发生障碍。若这种物理性刺激未能及时消除，颈椎周围软组织的损伤、关节错位等创伤将引起创伤性炎症，发生无菌性炎症而水肿，此时神经受继发生性炎症影响，将出现较长时间的功能失调。很多上位颈椎失稳患者伴有过敏性疾病，尤以过敏性鼻炎多见。当其软组织损伤得以治愈、颈椎失稳得以调整、颈部软组织动态平衡得以恢复后，过敏性鼻炎亦随之而愈。故认为过敏性鼻炎是交感神经型颈椎病的特殊临床表现。

体会：凡是枕后肌群、第 2 颈椎棘突两侧及棘突下、各颈椎棘突的项韧带附着点、关节突关节的后关节囊、上 6 位胸椎棘突两侧等部位软组织有压痛、压硬、条索、结节等阳性反应点时，皆可采用针刀松解术来治疗。在临床中发现，当上述损伤部位治愈后，偏歪的颈椎往往可以自行回位。

病例 ㉙ 颈椎病

某女，70 岁，罗马尼亚布拉索夫市人，退休护士。

【就诊时间】2010 年 6 月 23 日。

【就诊地点】罗马尼亚布拉索夫市迈都医疗中心。

【主诉】头晕 1 月余，转头时欲摔倒。

【现病史】头晕 1 月余，转头时欲摔倒，双耳有阻塞感。服用降压药 30 余年，伴右下肢肿胀。

【查体】双 C2～C6 关节突关节压硬（＋）。

【印象】颈椎病（颈筋膜损伤）。

【处置】针刀松解术（图 36、图 37）。

针刀松解左侧 C4～C5 关节突关节时，使针感到达右下肢。

7 月 1 日二诊：头晕减轻，双耳阻塞感仍有，转头时欲摔倒感消失，右下肢肿胀消失。

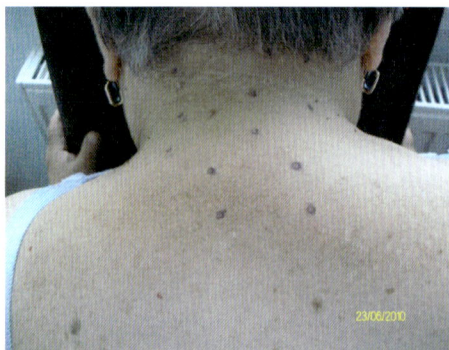

图 36　病例 29 针刀松解部位 1

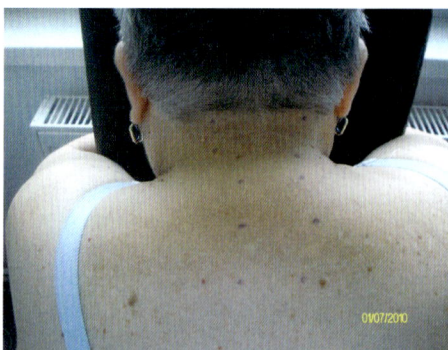

图 37　病例 29 针刀松解部位 2

病例 30　颈椎病（颈椎椎管狭窄）

某男，50 岁，甘肃省某公司职员。

【就诊时间】2011 年 8 月 14 日。

【就诊地点】北京八方颈椎病研究所（北京肖德华诊所）。

【主诉】头晕、头昏近 40 年。

【现病史】40 年前在农村抓燕子时扭伤颈部，此后头晕、头昏（迷糊），头脑不清醒，有沉、胀感。曾在当地医院按抑郁症诊治，症状有所改善。

【查体】左 C2～C3 关节突关节压痛（++）、压硬（++），触诊时有肿胀感，C2 棘突左偏。双路索雷姆反射（+）。

MRI 示颈椎退行性改变，C3～C4 及 C6～C7 椎间盘突出。

【印象】①颈椎病（外伤性陈旧性）。②颈椎椎管狭窄。

【处置】针刀松解术（图 38）。

针刀松解颈部软组织。

8 月 16 日二诊：头晕、头昏减轻 30% 左右，此前沉、胀感有所改善。

8 月 18 日三诊：头晕、头昏减轻 50%～60%，沉、胀感已减轻 80%～90%。

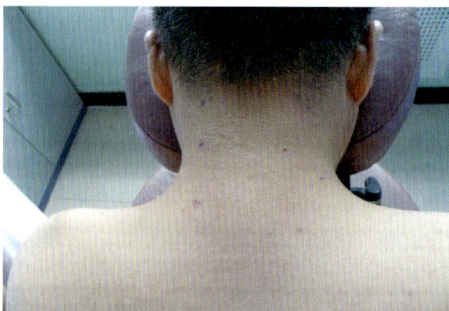

图 38　病例 30 针刀松解部位

8 月 21 日四诊：头晕已减轻 80%～90%，沉、胀感基本消失。

病例 ㉛ 颈椎病（颈椎椎管狭窄）

陈呆，男，66 岁，河北香河人。

【就诊时间】2011 年 9 月 11 日。

【就诊地点】北京八方颈椎病研究所（北京肖德华诊所）。

【主诉】头晕 10 年余，头痛 3 年，加重两年。

【现病史】10 年前左肋骨骨折。头晕 10 年余，3 年前出现头痛，曾在当地医院诊治，疗效不显。

【查体】上颈部压硬（+++），双路索雷姆反射（+）

X 线颈椎正位片示 C4 ～ C6 棘突左偏，C2 棘突右偏；侧位片示 C6 ～ C7 椎间隙变窄。

【印象】①颈椎病。②颈椎椎管狭窄。

【处置】针刀松解术（图 39）+ 中药。

针刀松解颈部软组织。

中药：制附子 60g（先煎 2 小时），干姜 60g，炙甘草 60g，生姜 60g，茯苓 30g，猪苓 30g，泽泻 30g，白术 60g，薏苡仁 30g，桂枝 15g，三棱 15g，莪术 15g，桃仁 15g，红花 15g，鹿衔草 30g，稀莶草 30g，苍耳子 30g，地龙 30g，黄芪 120g，当归 60g，赤芍 60g，陈皮 15g。7 剂，水煎服。

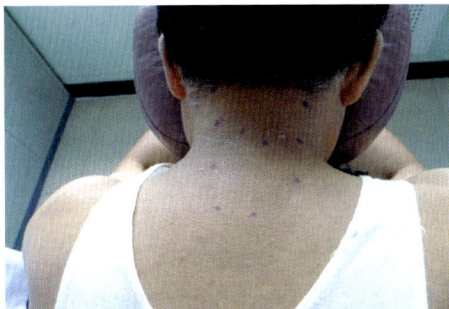

图 39　病例 31 针刀松解部位

9 月 18 日二诊：头晕改善，背部疼痛、头痛有所减轻。

9 月 25 日三诊：头晕减轻 60% 左右，背部疼痛减轻 80% ～ 90%，头痛减轻 60% ～ 70%。头脑清醒，视物模糊感觉改善 50% 左右，视物仍感觉累。

10 月 2 日四诊：诸症减轻 70% ～ 80%，视物清晰感觉改善约 60%。

2012 年 12 月 30 日，电话随访其子，诉父亲感觉良好，偶有不适。

病例 ③ 颈椎病（帕金森病）

郑某，女，51 岁，新疆奎屯市人。

【就诊时间】2011 年 5 月 3 日。

【就诊地点】北京八方颈椎病研究所（北京肖德华诊所）。

【主诉】颈、腰酸困，左上下肢僵硬、无力、颤抖 3 年余。

【现病史】无明显外伤史，2007 年起始觉左下肢无力、颈部及双髋部酸胀，2008 年 12 月继之出现左上肢僵硬、无力，紧张时颤抖。曾在某门诊部给予骶管滴注治疗 5 次，腰酸困感减轻。后在成都行左髋部针刀治疗，左下肢症状减轻。现不能坐位吃饭，四川某医院神经内科确诊为帕金森病，给予多美巴，服药（1 小时）后自我感觉左上下肢僵硬、无力感缓解。

【查体】左 C2 棘突旁压痛（＋），双枕鳞压痛（＋），左手僵硬（＋＋），双霍夫曼征（＋），双路索雷姆反射（＋）。

MRI 示 C5～C6、C6～C7 椎间盘突出，相应节段黄韧带肥厚（图 40）。

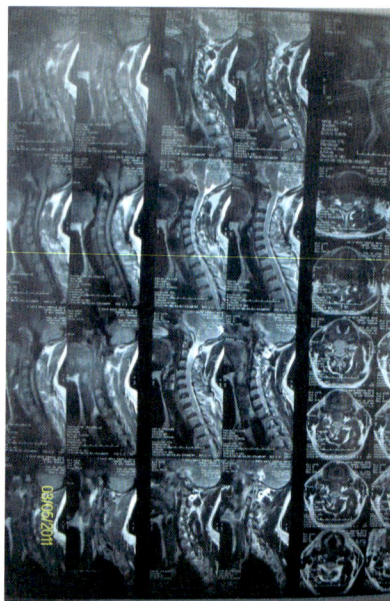

图 40　病例 32 MRI 图像

【印象】①颈椎病（脊髓型）。②帕金森病（特殊型颈椎病）。

【处置】针刀松解术（图 41、图 42）＋中药。

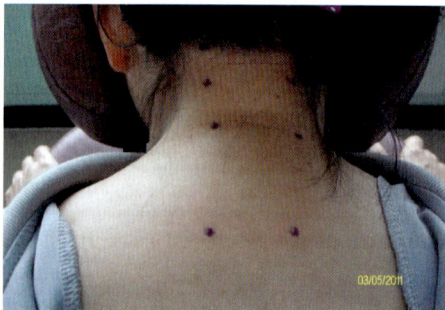

图 41　病例 32 针刀松解部位 1

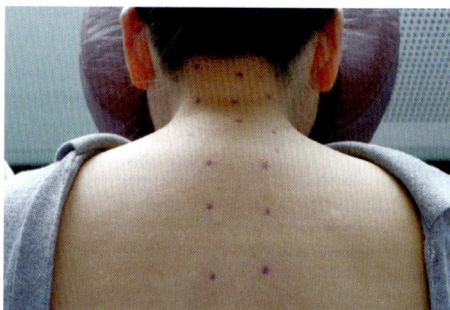

图 42　病例 32 针刀松解部位 2

针刀松解颈背部软组织，以降低其高应力、高张力，使颈背部静脉回流加速，减轻脑部静脉回流的压力，从而促进脑部动脉供血。

中药：制附子 60g（先煎 2 小时），干姜 60g，甘草 60g，茯苓 30g，泽泻 30g，桂枝 10g，三棱 10g，莪术 10g，乳香 10g，没药 10g，牛膝 30g，白术 60g，苍耳子 30g，僵蚕 15g，竹茹 30g，地龙 30g，枳壳 30g。7 剂，水煎服。

5 月 4 日二诊：颈部感觉轻松，左胸不适感减轻，右髋部疼痛。

5 月 5 日三诊：右髋部疼痛消失，左胸酸胀感基本消失，但感左上下肢无力、酸胀。心慌改善。左上肢痉挛消失。

5 月 8 日四诊：诸症缓解，左上下肢僵硬感减轻。从昨晚自我感觉左半身僵硬，昨天可以看电视，下午四点半左右左上下肢僵硬感消失。

5 月 15 日五诊：颈部感觉更加轻松，酸困感减轻 50% 左右，左上下肢无力感减轻约 50%，但感右髋部疼痛。

5 月 18 日六诊：左上下肢僵硬无力感、颤抖，减轻约 50 左右；酸困感减轻 60% 左右。

5 月 24 日七诊：诸症减轻 60% 左右。

病例 ㉝ 颈椎病（帕金森病）

某男，45 岁，北京昌平小汤山人。

【就诊时间】2011 年 6 月 17 日。

【就诊地点】北京八方颈椎病研究所（北京肖德华诊所）。

【主述】颈部及双手颤抖三四年。

【现病史】无明显外伤史，三四年前始觉双手、颈部颤抖，越紧张症状越重，紧张时说话舌头发硬。曾在某部队医院诊治，疗效不明显。

【查体】左 C2～C5 关节突关节压硬（＋），右路索雷姆反射（＋）。

X 线片示 C2 侧摆式移位，C3、C4 椎体融合（阻滞椎）（图 43、图 44）。

【印象】帕金森病（特殊型颈椎病）。

【处置】针刀松解术＋中药。

针刀松解颈部软组织。

31

中药：制附子 60g（先煎 2 小时），甘草 60g，干姜 60g，三棱 15g，莪术 15g，桃仁 15g，红花 15g，当归 60g，黄芪 100g，茯苓 30g，猪苓 30g，白术 60g，葛根 40g，苍耳子 30g，泽泻 30g，桂枝 30g。7 剂，水煎服。

6 月 21 日二诊：颈部颤抖明显减轻 60%～70%，紧张时头颈部颤抖。双手颤抖减轻 10% 左右；术前脑胀，紧张时眼花，现已明显减轻。

6 月 28 日三诊：颈部颤抖基本消失，双手颤抖减轻 20% 左右。

7 月 3 日四诊：颈部及双手颤抖基本消失，但感右肩酸胀。

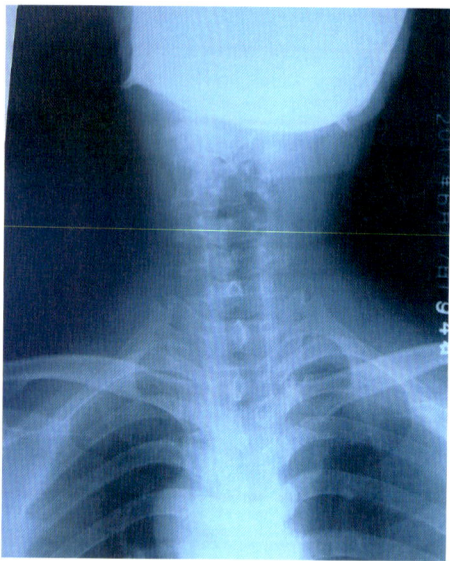

图 43　病例 33 X 线图像 1

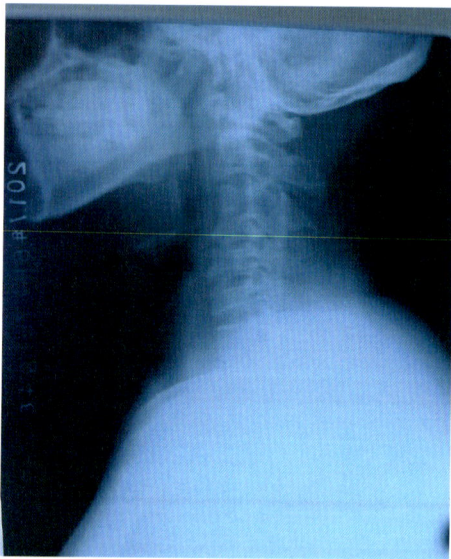

图 44　病例 33 X 线图像 2

病例 ㉞　颈椎病（老年癫痫）

某男，70 岁，罗马尼亚布拉索夫市人。

【就诊时间】2010 年 5 月 19 日。

【就诊地点】罗马尼亚布拉索夫市迈都医疗中心。

【主诉】癫痫 11 年，每天发作。

【现病史】癫痫 11 年，每天发作，严重时摔倒。发作时头向一侧偏，双眼发直。

【查体】双 C2 两侧压硬（＋）。

【印象】颈椎病（老年癫痫）。

【处置】针刀松解术（图45～图52）。

针刀松解颈背部软组织。

首次治疗时患者癫痫发作，治疗后述较上次发作时间明显缩短。之后又治疗4次，癫痫未再发作。

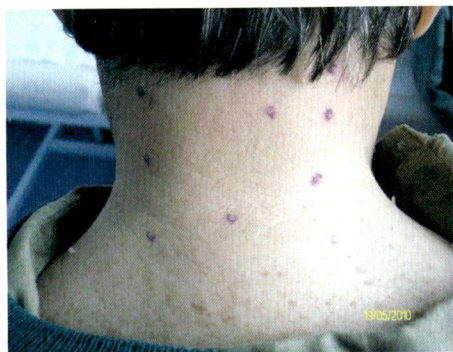

图45　病例34 针刀松解部位 1

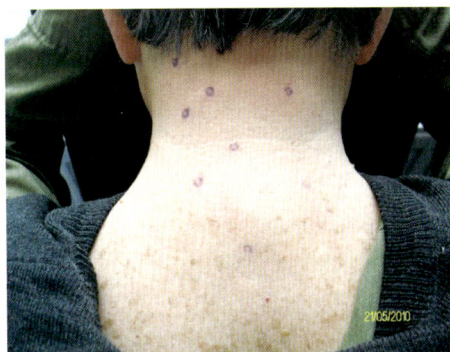

图46　病例34 针刀松解部位 2

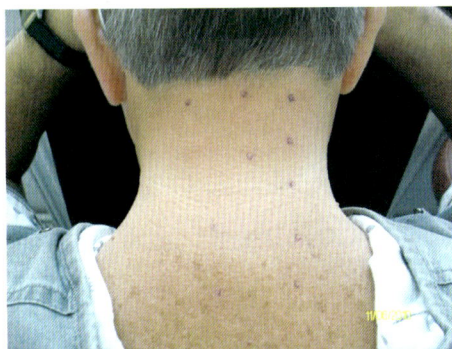

图47　病例34 针刀松解部位 3

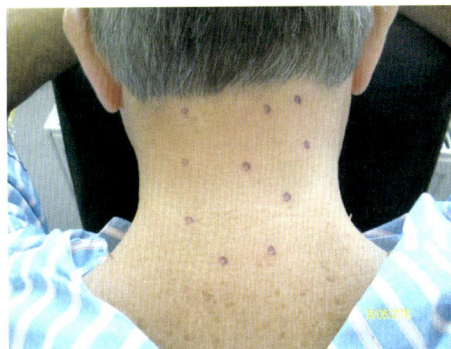

图48　病例34 针刀松解部位 4

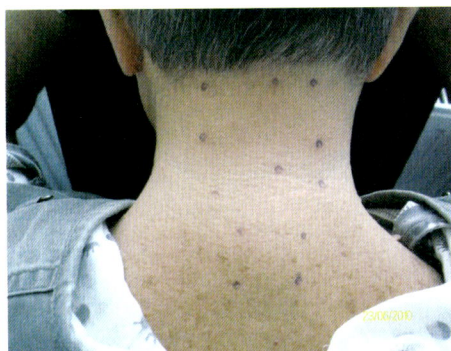

图49　病例34 针刀松解部位 5

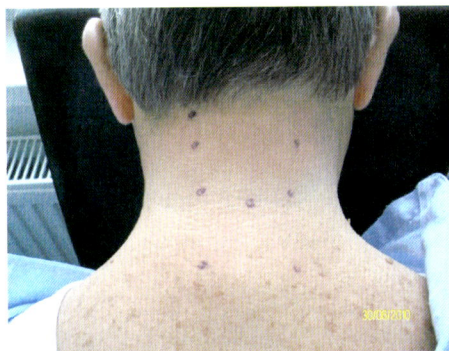

图50　病例34 针刀松解部位 6

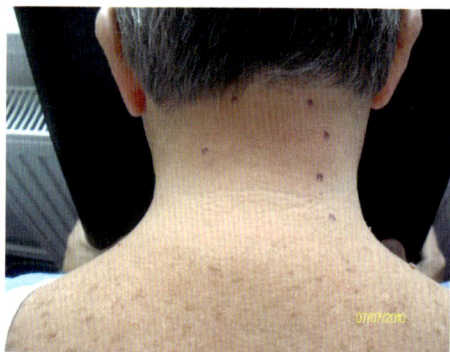

图 51　病例 34 针刀松解部位 7

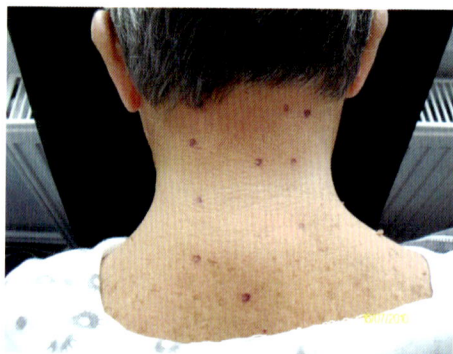

图 52　病例 34 针刀松解部位 8

病例 ③⑤　颈椎病（脑血栓后遗症）

某男，67 岁，北京市朝阳区人，高级工程师。

【就诊时间】2007 年 9 月 12 日。

【就诊地点】北京八方颈椎病研究所（北京肖德华诊所）。

【主诉】头晕、视物模糊、脑鸣、左臀麻木、左踝关节无力 6 年余，加重 5 年余。

【现病史】2000 年 1 月曾在河北省某中医院因混合痔而注射"消痔灵"，该药冠心病禁用，但该院仍予注射。中午 11 点左右注射，晚上 9 点左右出现心梗，随后转入危重病房。患者在该院住院 12 天，后转入北京某医院，2000 年大年初一在该医院行"支架"治疗，2004 年在北京另一家医院行针灸治疗。头晕、视物模糊、脑鸣、左臀麻木、左髋关节麻木无力、左踝关节无力皆在心梗后出现。

【查体】面色苍白，倦怠，右眼内眦胬肉攀睛。左 C2～C3 关节突关节压痛（＋）、压硬（＋），右 C3～C4 关节突关节压硬（＋）。双眼白睛发蓝。

【印象】①颈椎病。②脑血栓后遗症（中风）。

【处置】针刀松解术＋中药。

针刀松解颈部软组织。

中药：当归 40g，川芎 20g，乌梅 15g，黄芪 120g，茯苓 30g，猪苓 20g，泽泻 20g，桂枝 30g，白术 60g，制附子 10g，干姜 20g，柴胡 30g，白芍 60g，炙甘草 15g。6 剂，水煎服。

9月15日二诊：患者自我感觉治疗后眼睛视物较前清晰，脑鸣减轻。9月19日电话告知，脑鸣消失，但不服中药即有。

10月2日三诊：视物更加清楚，左臀麻木减轻，左髋关节麻木发胀感缓解。

中药：当归40g，川芎20g，乌梅15g，黄芪100g，茯苓30g，猪苓20g，泽泻20g，桂枝40g，白术60g，制附子40g（先煎2小时），干姜50g，柴胡30g，枳实30g，白芍60g，炙甘草50g，苍术30g。6剂，水煎服。

10月9日四诊：左上臂天凉时感觉发紧、发麻，左髋关节麻木无力感消失，治疗前上下楼喘息症状已消失。现双下肢有力，脑鸣明显减轻。视物模糊仍在，天凉时左踝关节感觉无力。

中药：制附子60g（先煎2小时），干姜60g，炙甘草60g，当归40g，川芎20g，乌梅15g，黄芪100g，党参30g，茯苓30g，猪苓20g，泽泻20g，桂枝40g，白术60g，柴胡30g，枳实30g，白芍60g，苍术30g。6剂，水煎服。

10月16日五诊：治疗前气短，现已消失。治疗前感觉呼吸时只能到肺部，现在自觉可到腹部。视物有神，左上肢有跳动感，左下肢有力，但踝关节无力。呼吸有底气。

中药：制附子60g（先煎2小时），干姜60g，炙甘草60g，当归40g，川芎20g，黄芪100g，党参30g，肉桂20g，苍术30g，白术60g，茯苓30g，猪苓20g，柴胡30g，菟丝子30g，红花30g，桃仁20g，赤芍60g。6剂，水煎服。

10月23日六诊：服药后感觉咽喉肿痛，左上臂麻木无力消失。治疗前左上臂上举到一定位置即突然无力下滑，现已有所好转。

10月30日七诊：左踝发软无力。牙龈出血，痔疮出血，量不大。

11月6日八诊：牙龈出血、痔疮出血皆止。双踝发紧。中午休息不好时即有脑鸣，与体位有关，左卧位脑鸣轻，右卧位时脑鸣明显加重。右眼胬肉攀睛消退。

中药：制附子120g（先煎3小时），干姜60g，炙甘草60g，生姜50g，茯苓60g，泽泻40g，白术60g，苍术30g，肉桂20g，吴茱萸30g，桂枝40g，牡蛎30g（先煎），磁石30g（先煎），龙骨30g（先煎）。6剂，水煎服。

11月13日九诊：双外踝发紧感减轻，双肩疼痛消失。左上臂发麻发胀，双膝关节疼痛，视物转清晰。

中药：制附子 120g（先煎 3 小时），干姜 60g，炙甘草 60g，生姜 50g，茯苓 60g，泽泻 40g，白术 60g，苍术 30g，肉桂 20g，吴茱萸 30g，桂枝 40g，牛膝 30g，厚朴 30g。6 剂，水煎服。

11 月 20 日十诊：左上臂发麻感明显减轻，视物清晰。

11 月 27 日十一诊：视物清晰，左颈部、左上臂不适。

中药：制附子 120g（先煎 3 小时），干姜 60g，炙甘草 60g，生姜 50g，茯苓 60g，泽泻 40g，白术 60g，苍术 30g，肉桂 20g，吴茱萸 30g，桂枝 40g，牡蛎 30g（先煎），磁石 30g（先煎），龙骨 30g（先煎），牛膝 30g，佛手 25g，陈皮 20g，黄芪 60g，厚朴 30g，党参 30g。6 剂，水煎服。

12 月 12 日十二诊：服药后中枢神经兴奋，睡眠不好，服药 5 小时后可平静。坐久后双腿发沉，左腿发硬。视物模糊，右眼胬肉攀睛已退，眼白睛发蓝仍有。

中药：制附子 100g（先煎 2.5 小时），磁石 30g（先煎），远志 10g，酸枣仁 10g，麻黄 10g，细辛 10g，柴胡 24g，白芍 20g，川芎 6g，五味子 10g，麦冬 24g，党参 24g，天麻 6g，白芷 6g，炙甘草 60g，干姜 60g。6 剂，水煎服。

12 月 17 日电话告知，睡眠明显改善。

12 月 19 日十三诊：睡眠明显改善，晚上 10 点可睡到次日早 8:30，面色红润，舌色暗、有齿痕。

中药：制附子 120g（先煎 3 小时），干姜 60g，炙甘草 60g，生姜 50g，磁石 30g（先煎），远志 10g，酸枣仁 10g，麻黄 10g，细辛 10g，柴胡 24g，白芍 20g，川芎 6g，五味子 10g，麦冬 24g，党参 24g，天麻 6g，白芷 6g。3 剂，水煎服。

12 月 30 日十四诊：睡眠明显改善。右下肢发沉改善明显，左上肢无力。脑鸣时有时无，只需服制附子 120g，连续服用 3 次脑鸣即消失。颈部活动有响声。

中药：制附子 150g（先煎 3 小时），干姜 60g，炙甘草 60g，生姜 50g，苍术 40g，白术 60g，桂枝 40g，菟丝子 30g，杜仲 30g，川断 20g，仙灵脾 20g，黄芪 120g，党参 30g，川芎 60g，白芷 6g，赤芍 30g，茯苓 40g，猪苓 30g，泽泻 40g。6 剂，水煎服。

2008 年 1 月 11 日十五诊：脑鸣减轻，左侧半身僵硬感减轻 80% ～ 90%，左上肢无力感仍有，但麻木疼痛感消失。

中药：制附子 150g（先煎 3 小时），干姜 60g，炙甘草 60g，生姜 50g，苍术 40g，白术 60g，桂枝 40g，菟丝子 30g，杜仲 30g，川断 20g，仙灵脾 20g，川芎 60g，白芷 6g，赤芍 30g，茯苓 40g，猪苓 30g，泽泻 40g。6 剂，水煎服。

2008 年 3 月 5 日十六诊：脑鸣加重，中午若能休息好则晚上亦好，否则加重。右颈部疼痛仍有。

2011 年 5 月 10 日十七诊：脑鸣仍有，休息好则轻，有时一周有两天脑鸣消失。视物模糊明显改善，劳累时有。秋天和春天四肢发凉感消失。共计服药 80 余剂。

病例 36 颈椎病（颈椎椎管狭窄）

孙某，男，57 岁，北京市顺义区某局局长。

【就诊时间】2008 年 12 月 31 日。

【就诊地点】北京八方颈椎病研究所（北京肖德华诊所）。

【主诉】头晕、头痛多年，近 1 个月头晕加重。

【现病史】无明显外伤史，视物不清，头晕、头痛多年，近 1 个月头晕明显加重。头昏沉，上车即睡觉，伴左拇指麻及左上肢疼痛不适，背部僵硬，面部无光泽。曾在北京某医院诊治，疗效不显。

【查体】面部色暗。背部压硬（+++）。C2 棘突左偏，C2 左侧压痛（+）、压硬（++），C7 棘突两侧压痛（++），双肩胛内上角压痛（++），双路索雷姆反射（+）。

颈椎 X 线正位片示 C4 ～ C6 钩椎关节增生、C4 ～ C5 棘突左偏；侧位片示 C4 ～ C5 项韧带钙化；开口位片示 C2 棘突左偏。

【印象】①颈椎病。②颈椎椎管狭窄。

【处置】针刀松解术（图 53 ～图 61）+ 中药。

针刀松解项背部软组织。

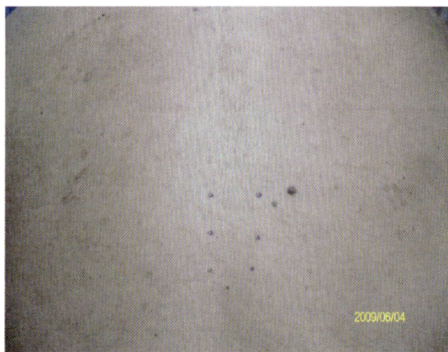
图 53　病例 36 针刀松解部位 1

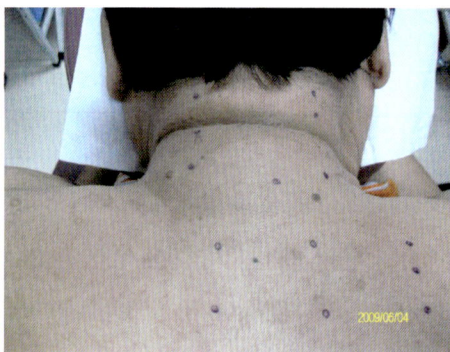
图 54　病例 36 针刀松解部位 2

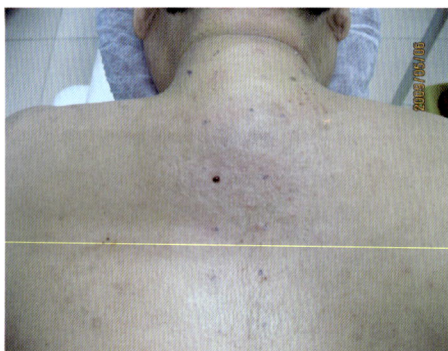
图 55　病例 36 针刀松解部位 3

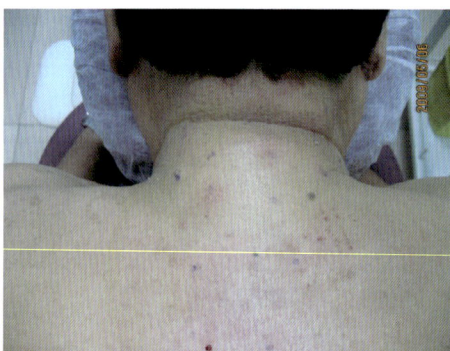
图 56　病例 36 针刀松解部位 4

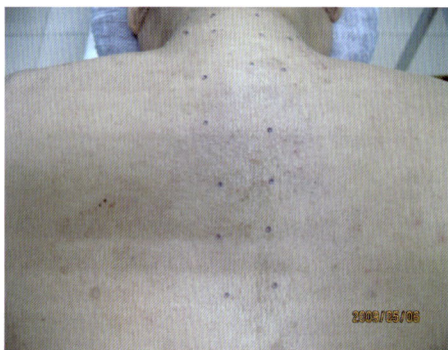
图 57　病例 36 针刀松解部位 5

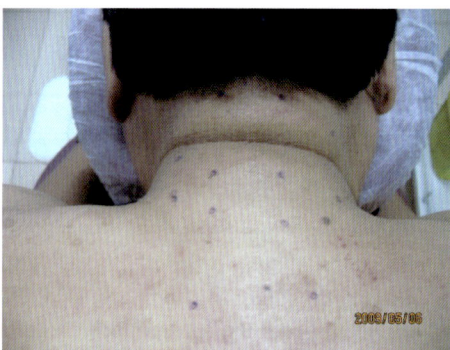
图 58　病例 36 针刀松解部位 6

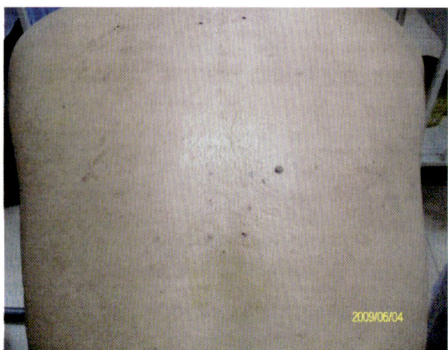
图 59　病例 36 针刀松解部位 7

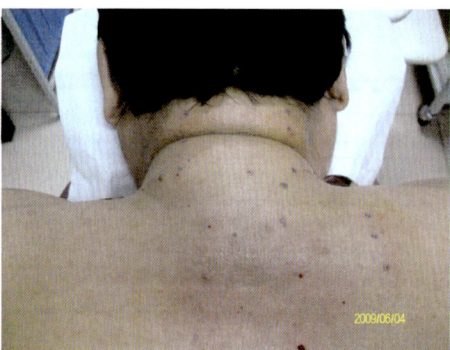
图 60　病例 36 针刀松解部位 8

2009年1月10日二诊：头晕减轻50%左右，头痛较重，颈部轻松，术后次日晨起不适。面色有光泽。

1月17日三诊：左拇指麻减轻70%～80%，左上肢疼痛不适减轻30%左右，头晕减轻50%左右。

中药：制附子60g（先煎2小时），干姜30g，炙甘草30g，肉桂30g，茯苓30g，猪苓20g，泽泻30g，桂枝30g，白术60g，桃仁15g，红花15g，

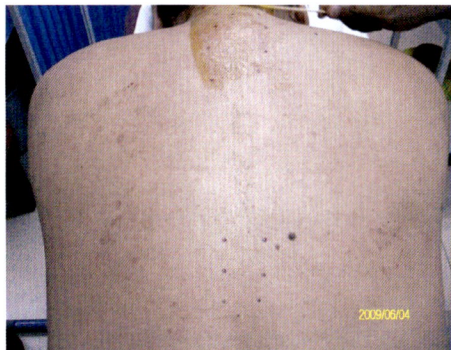

图61　病例36针刀松解部位9

三棱30g，莪术30g，牛膝30g，虎杖15g，路路通20g。6剂，水煎服。

1月24日四诊：头晕明显减轻80%左右，头痛明显减轻80%～90%。上方加枳壳20g。

1月31日五诊：头晕基本消失，头痛仍有，视物清晰。

2月7日六诊：头晕基本消失，头痛偶有，视物清晰。精力充沛，连续开会3天不觉疲劳。上方6剂继续服用。

2月15日七诊：颈部左侧疼痛。

中药：制附子60g（先煎2小时），干姜30g，炙甘草30g，肉桂30g，茯苓30g，猪苓20g，泽泻30g，桂枝30g，白术60g，桃仁15g，红花15g，三棱30g，莪术30g，牛膝30g，虎杖15g，路路通20g，赤芍90g，苍耳子10g，葛根40g。6剂，水煎服。

2月22日八诊：面色红润光泽，自我感觉良好。

3月2日九诊：胃部泛酸，背部轻松。

3月10日十诊：胃部泛酸重，颈部疼痛。

3月16日、4月9日十一、十二诊：头部不适，胃部泛酸消失。

4月16日十三诊：头部不适明显改善，胃部泛酸消失，背部轻松。

4月23日十四诊：头痛、头晕消失，背部轻松舒适。

4月29日十五诊：扩胸感觉轻松。

5月6日十六诊：头脑清醒，头晕消失，偶尔头沉、背部不适。

5 月 14 日十七诊：昨天、今天头晕。

5 月 21 日十八诊：昨天头晕，今天上午头晕 2～3 小时；偶尔出虚汗，感觉周身无力。金匮肾气丸（蜜丸）每天两次，每次 5 丸，服用 1 个月。

5 月 27 日十九诊：头晕消失。

6 月 4 日二十诊：背部疼痛明显减轻，头晕、头痛消失。2006 年 4 月按摩时，感觉其背部僵硬如砖石；今天下午按摩时，按摩人员告知背部柔软许多。

6 月 11 日二十一诊：头晕偶尔出现，左颈部不适。因医者出国故中断治疗。

2013 年 1 月 21 日电话随访，自我感觉良好。

病例 ㊲ 颈椎病

梁某，男，72 岁，家住北京市通州区。

【就诊时间】2011 年 4 月 19 日。

【就诊地点】北京八方颈椎病研究所（北京肖德华诊所）。

【主诉】步态不稳、颈背部疼痛、血压不稳、眼前发黑 10 月余。

【现病史】1973 年在甘肃省天水市工作时摔伤颈部，两三天后双上肢上抬无力，几个月后缓解。此后经常出现颈腰部酸痛，同时双下肢不规则性发软，眼前发黑，血压不稳，严重时低压仅 40mmHg。曾在北京、河南等地诊治。在河南漯河用推拿法症状加重，大小便失禁。现在每天小便七八次，行走困难，一般走 80～100m 即需休息。鼻塞 20～30 年，每天用鼻眼净滴鼻。

【查体】望面色㿠白，体弱，走路时抬腿无力。双 C4～C6 关节突关节压硬（++）、左 C4～C6 关节突关节压痛（+），双路索雷姆反射（+）。

MRI 示 C3～C4、C4～C5、C5～C6 椎间盘突出伴颈髓受压并髓内缺血性改变。

颈椎 X 线侧位片示以 C4 为中心反张。

【印象】外伤性陈旧性颈椎病（脊髓型）。

【处置】针刀松解术（图 62、图 64、图 65）+ 中药 + 拔罐（图 63）。

针刀松解背部软组织，并配合拔血罐。

中药：制附子 15g，甘草 15g，干姜 15g，茯苓 30g，泽泻 30g，赤芍 30g，

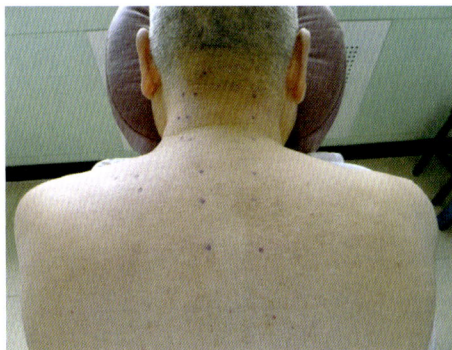

图 62　病例 37 针刀松解部位 1

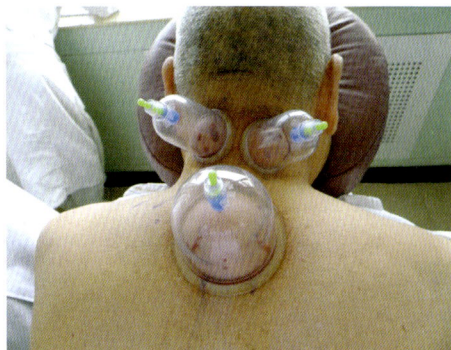

图 63　拔罐部位

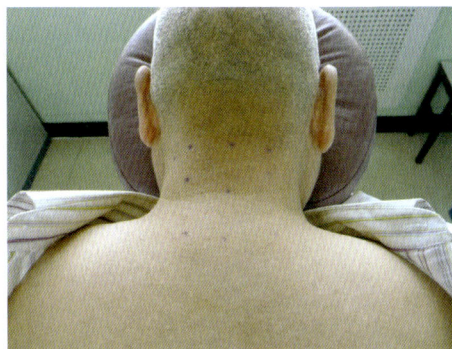

图 64　病例 37 针刀松解部位 2

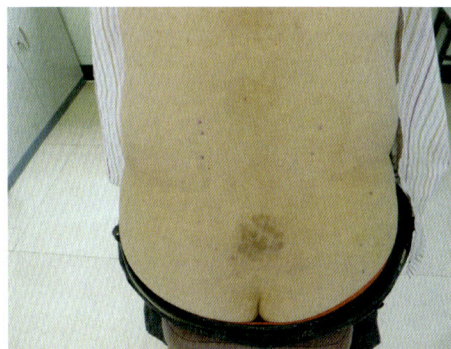

图 65　病例 37 针刀松解部位 3

三棱 10g，莪术 10g，桃仁 10g，红花 10g，乳香 5g，没药 5g，牛膝 30g，陈皮 15g，枳壳 15g，僵蚕 15g，地龙 20g。7 剂，水煎服。

4 月 28 日二诊：右膝偶尔疼痛，血压 80/120mmHg。胸闷气短。

中药：制附子 60g（先煎 2 小时），干姜 40g，甘草 40g，苍术 30g，桂枝 15g，菟丝子 20g，牛膝 30g，枳壳 20g，红花 10g，乳香 10g，吴茱萸 10g。7 剂，水煎服。

5 月 5 日三诊：气短缓解，左背疼痛。步态不稳明显改善，双小腿萎缩。

中药：制附子 60g（先煎 2 小时），干姜 40g，甘草 40g，苍术 30g，桂枝 15g，菟丝子 20g，牛膝 30g，枳实 20g，红花 10g，乳香 10g，苍耳子 30g，僵蚕 30g，竹茹 30g。7 剂，水煎服。

5 月 12 日四诊：5 月 7 日、8 日右肾区抽痛，尿频；8 日夜间尿中（尿盆）有许多白色絮状物，9 日后腰痛消失。气短、走路不稳明显改善，下肢较前有力。

中药：制附子60g（先煎2小时），干姜60g，甘草60g，生姜60g，白术60g，佛手30g，牛膝30g，枳实30g，苍耳子30g，法半夏15g，桃仁10g，红花10g，竹茹30g，杏仁15g，远志20g。7剂，水煎服。

5月19日五诊：双下肢发软，治疗前腰部燥热，现在腰部有温热感，胸部胀痛。气短仍有，睡眠改善，鼻子通气，左侧位时口发干，双小腿有力。

中药：制附子60g（先煎2小时），干姜60g，甘草60g，生姜60g，白术60g，佛手30g，牛膝30g，枳实30g，苍耳子30g，法半夏15g，竹茹30g，远志20g，黄芪100g。7剂，水煎服。

5月26日六诊：腰酸，右下肢发软，自我感觉右下肢长。从腰到膝内侧干痛，右小腿胀；走十几米后出现右环跳穴热，鼻塞基本消失（"鼻通"用了20余年），晨起咳嗽带血，睡眠改善，针刀治疗后3天不适，气短缓解。

中药：制附子60g（先煎2小时），干姜60g，甘草60g，生姜60g，白术60g，独活60g，苍耳子30g，枳实30g，郁金30g，法半夏15g，桃仁15g，红花15g，三棱15g，莪术15g，竹茹20g，杏仁15g，远志30g，黄芪100g，当归60g。7剂，水煎服。

6月2日七诊：右外踝发软减轻，左内踝发紧，右腰部胀。大便正常。继续服上方7剂。

6月9日八诊：左颈部发紧疼痛，双下肢轻松较前有力，气短明显改善，咳吐带血丝痰，服药后腹部燥热感减轻。治疗前站立说话稍多即感气短，这一现象已无。夜尿治疗前8～9次，现在4～5次，诸症明显减轻。自我感觉左小腿外侧发紧、发胀，腰酸。

6月16日九诊：每天下午5点左右出现下唇紫黑色，脉搏42～82次/分，气短及胃热减轻，自我感觉有力气；双下肢抽动感减轻。

中药：制附子60g（先煎2小时），干姜60g，甘草60g，生姜60g，赤芍60g，白术60g，苍耳子30g，地龙30g，郁金30g，法半夏15g，桃仁15g，红花15g，远志30g，鸡血藤30g，黄芪100g，当归60g，香附30g。7剂，水煎服。

6月23日十诊：唇色由紫色转红，20日左大腿有几小时发麻感，双下肢发紧感减轻，心胸发热感及突然跳动感明显减轻，感觉舒适。已服药70剂。

中药：制附子 60g（先煎 2 小时），干姜 60g，甘草 60g，生姜 60g，赤芍 60g，白术 60g，苍耳子 30g，地龙 30g，郁金 30g，法半夏 15g，桃仁 15g，红花 15g，远志 30g，鸡血藤 30g，黄芪 120g，当归 60g，香附 30g，地鳖虫 30g。14 剂，水煎服。

7 月 14 日十一诊：走路时右下肢无力。治疗前每天滴鼻通等药，否则无法入睡，现鼻塞已消失。面色红润，气短基本消失。

中药：制附子 60g（先煎 2 小时），干姜 60g，甘草 60g，生姜 60g，赤芍 60g，白术 60g，苍耳子 30g，地龙 30g，郁金 30g，法半夏 15g，桃仁 15g，红花 15g，远志 30g，鸡血藤 30g，黄芪 100g，当归 60g，香附 30g，地鳖虫 30g，酸枣仁 30g。14 剂，水煎服。

8 月 3 日十二诊：精神焕发，与治疗前判若两人，睡眠明显改善，内脏发热感基本消失，二三十年鼻塞消失，打嗝消失（4～5 年）。眉毛长长，此前眉毛经常断。已服中药 91 剂。夜尿多。

中药：制附子 60g（先煎 2 小时），干姜 60g，甘草 60g，生姜 60g，赤芍 60g，白术 60g，苍耳子 30g，地龙 30g，郁金 30g，法半夏 15g，桃仁 15g，红花 15g，远志 30g，鸡血藤 30g，黄芪 100g，当归 60g，香附 30g，地鳖虫 30g，酸枣仁 30g，菟丝子 30g，杜仲 30g。14 剂，水煎服。

9 月 6 日十三诊：脉搏 41～78 次/分，血压 82/170mmHg，有时下唇色紫暗，偶尔气短，大便偶有无力感，最近偶尔打嗝。左背部偶尔疼痛。

中药：制附子 60g（先煎 2 小时），干姜 60g，甘草 60g，生姜 60g，赤芍 60g，白术 60g，苍耳子 30g，地龙 30g，砂仁 20g，桃仁 15g，红花 15g，山萸肉 30g，远志 30g，鸡血藤 30g，黄芪 120g，当归 60g，香附 30g，地鳖虫 30g，酸枣仁 30g，威灵仙 30g，白蒺藜 60g。14 剂，水煎服。

病例 38 颈椎病

帅某，女，35 岁，北京市昌平区人，给排水工程师。

【就诊时间】2013 年 3 月 25 日。

【就诊地点】北京昌平区新悦家园。

43

43

【主诉】鼻塞、喘咳，紫外线、粉尘、多种护肤品及金属过敏 3 年余，颈背腰疼痛多年。

【现病史】每至冬季咳嗽（喘息型）、鼻塞（慢性鼻炎），时好时坏，持续 3 个月，每晚睡前必须喷药，否则无法入睡，晨起鼻腔内极干；紫外线、粉尘、多种护肤品及金属过敏，每天外出时必须涂抹防晒霜，即便如此，皮肤外露处仍有发红痕迹且痒。颈部疼痛，左下背部有麻窜感，腰痛无力，刷碗洗头时皆腰痛。曾在多家医院诊治。

【查体】C2 棘突双侧压痛（＋）、右重，左侧 T12 ～ L2 关节突关节压痛（＋），双侧 L3 横突尖部压痛（＋）。

【印象】①颈椎病。②左侧下段竖脊肌损伤。③双侧 L3 横突综合征（双侧胸腰筋膜中层损伤）。

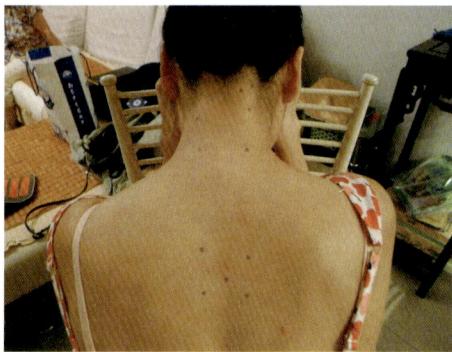

图 66　病例 38 针刀松解部位 1

【处置】针刀松解术（图 66，图 71 ～图 72）＋拔罐（图 67、图 68）。

针刀松解颈腰部软组织，并配合拔血罐。

2013 年 3 月 25 日～ 8 月 20 日，累计治疗 12 次，每次间隔 7 天至 1 个月不等。治疗 1 次后喘咳明显减轻。治疗 3 次后不用鼻腔喷药即可入睡，左下背部麻窜感消失。治疗 10 次后，对紫外线、粉尘、多种护肤品及金属过敏现象基本消失，手足指甲增厚不再易断（图 69、图 70）。现在做家务时颈及腰背疼痛消失，已经可以装修新购房屋，这在以前是不可想象的。

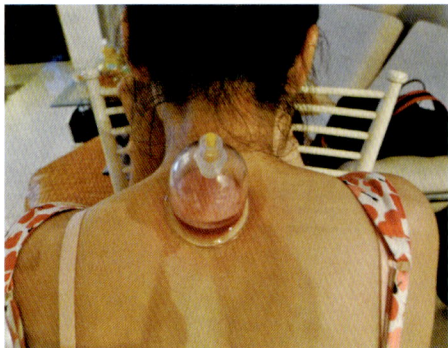

图 67　病例 38 拔罐部位 1

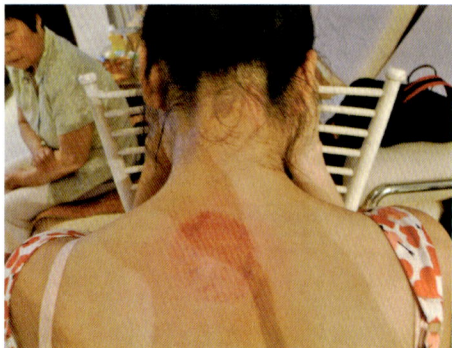

图 68　病例 38 拔罐部位 2

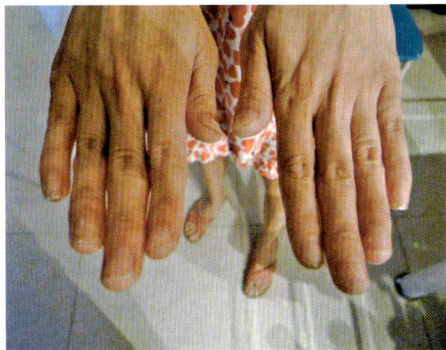
图 69　病例 38 治疗后指甲增厚

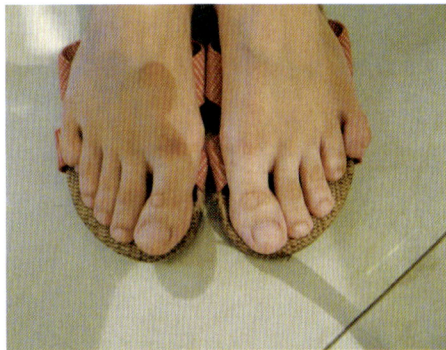
图 70　病例 38 治疗后趾甲增厚

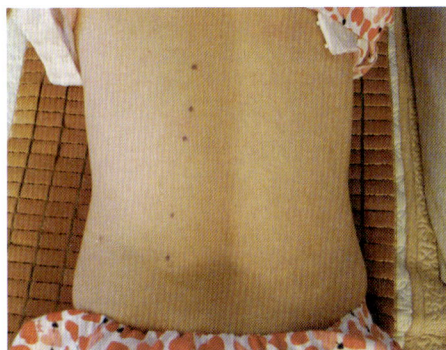
图 71　病例 38 针刀松解部位 2

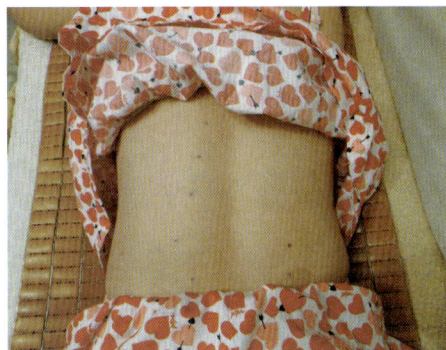
图 72　病例 38 针刀松解部位 3

病例 39　颈椎病

李某，女，35 岁，河南省信阳市固始人，在京务工。

【就诊时间】2013 年 4 月 24 日。

【就诊地点】北京八方颈椎病研究所（北京肖德华诊所）。

【主诉】四肢关节肿胀、疼痛、屈伸不利（双手为重）两年余，春秋加重，偶尔腰痛。

【现病史】两年前始觉四肢关节肿胀、疼痛，屈伸不利，以双手为重（图 73），每遇天气变化及春秋加重，并逐渐肿胀。曾在北京多家医院诊

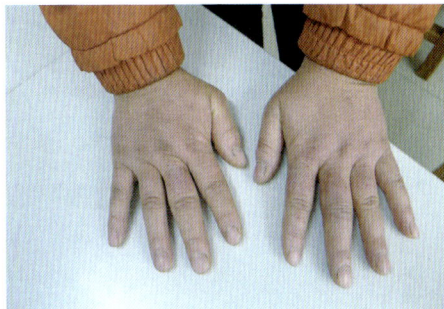
图 73　病例 39 治疗前双手情况

治，口服中药总量相当于患者体重重量，没有疗效，经朋友介绍来此一试。

【查体】左 C4～C5 关节突关节、右 C2～C3 关节突关节压痛（＋）、压硬（＋＋），双路索雷姆反射（＋）。双手指间关节肿胀、屈伸不利，并在指间关节伸侧有皮损。

【印象】颈椎病。

【处置】针刀松解术（图 74）＋拔罐（图 75～图 76）。

针刀松解颈部软组织，并配合拔血罐，出血量在 20mL 左右。

治疗后双手即可屈伸，肿胀感明显减轻（图 77）。

5月1日二诊：患者自述上次治疗后双手关节疼痛立即缓解，次日晨起四肢关节疼痛及膝关节疼痛加重，腰痛基本消失。

5月8日三诊：面色转佳，右手可握拳，左手中指屈伸受限。

5月12日四诊：双手关节肿胀明显减轻，左手中指肿胀昨天开始消退。

5月15日五诊：双手关节肿胀明显减轻。双足跟痛。体重减轻6斤，感觉良好。

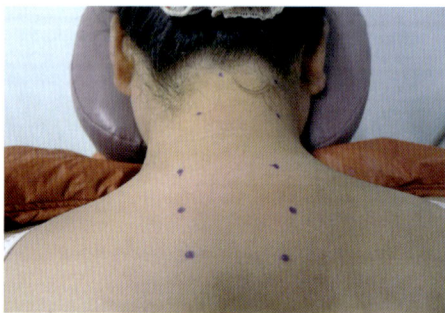

图 74　病例 39 针刀松解部位

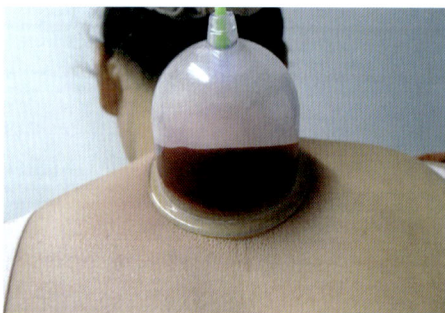

图 75　病例 39 拔罐部位（出血量）

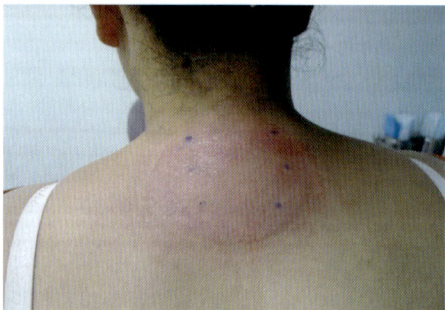

图 76　病例 39 拔罐后

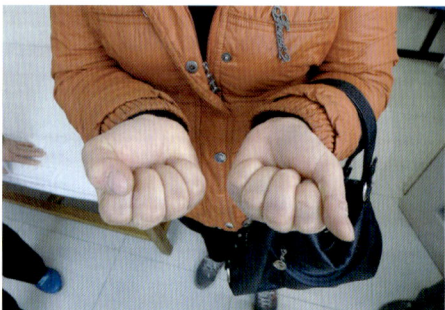

图 77　病例 39 治疗后双手情况

二、腰椎疾病

病例 40 第 2 腰椎压缩性骨折

某男，62 岁，罗马尼亚布拉索夫市人，交通警察。

【就诊时间】2010 年 5 月 6 日。

【就诊地点】罗马尼亚布拉索夫市迈都医疗中心。

【主诉】腰痛难忍，行走困难 1 年半。

【查体】L2 棘突旁开 2 ~ 3cm 压痛（+++）。

【印象】第 2 腰椎压缩性骨折。

【处置】针刀松解术（图 78、图 79、图 81）+ 拔罐（图 80）。

针刀松解腰部软组织，并配合拔血罐。

2010 年 5 月 6 日～ 7 月 7 日，共计治疗 7 次，走路自如，腰部疼痛基本消失。

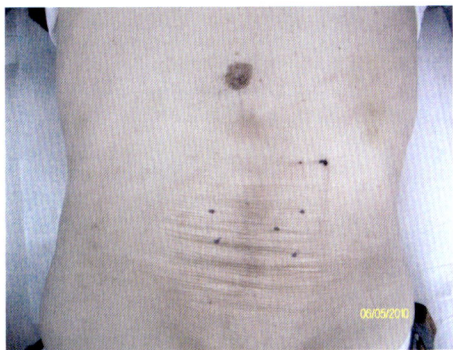

图 78　病例 40 针刀松解部位 1

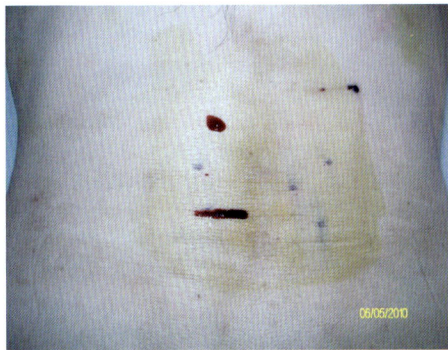

图 79　病例 40 针刀松解部位 2

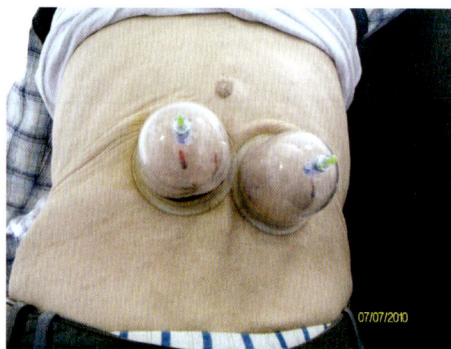

图 80　病例 40 拔罐部位

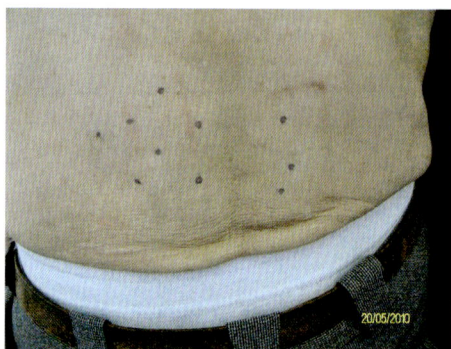

图 81　病例 40 针刀松解部位 3

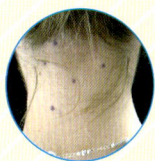

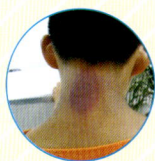

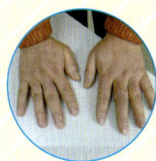

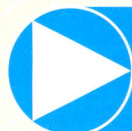

病例 ④ 颈腰部软组织损伤

某男，37 岁，罗马尼亚布拉索夫市人，武装警察。

【就诊时间】2009 年 9 月 2 日。

【就诊地点】罗马尼亚布拉索夫市迈都医疗中心。

【主诉】阴茎疼痛 10 余年。

【现病史】10 余年前始觉阴茎疼痛，曾在多家医院诊治，没有效果。

【查体】右 C2 ～ C3 关节突关节压痛（＋），双 L3 横突压痛（＋）、右重。

【印象】颈腰部软组织损伤。

【处置】针刀松解术。

针刀松解颈腰部软组织。共计治疗 6 次，第 1、2 次单纯治疗腰部疗效不显，第 3 次起加颈部治疗，自我感觉疗效明显增强，6 次后症状消失。

病例 ④ 腰部软组织损伤

某女，28 岁，罗马尼亚布加勒斯特市人。

【就诊时间】2009 年 8 月 28 日。

【就诊地点】罗马尼亚布拉索夫市迈都医疗中心。

【主诉】双足剧痛两年余。

【现病史】两年多前在生产后双脚掌烧灼样疼痛，时轻时重，有时风吹到脚部都会引起剧烈疼痛并有发热感,除在本国诊治外,还在德国做过治疗,疗效不显。患者现双脚掌呈间歇性烧灼样疼痛,发作时双脚掌不敢着地,症状逐渐加重。根据患者提供的材料分析,在德国治疗时,应该采取的是交感神经阻滞术。

【查体】无阳性体征。

【印象】腰部软组织损伤。

【处置】针刀松解术(图82、图83)。

针刀松解腰部软组织。

2009年8月28日,首次治疗无效。第2次治疗时令患者取侧卧屈曲位,使棘间拉宽便于针刀对棘间韧带治疗(L2~L3),此次效果立显。9月7~28日共计治疗5次,诸症消失。

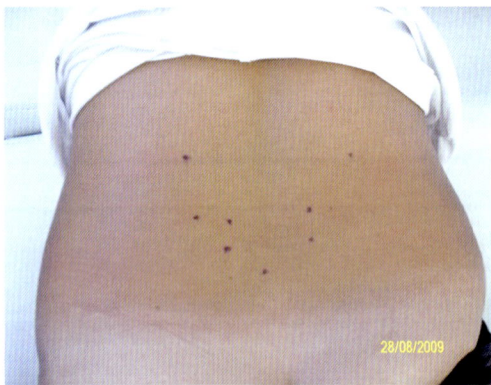

图82 病例42针刀松解部位1

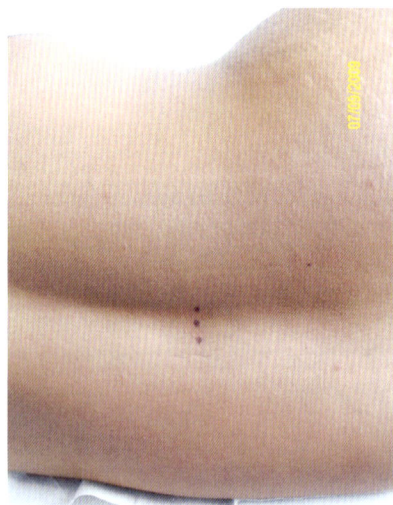

图83 病例42针刀松解部位2

【按语】患者两年前在生产时是剖宫产,当时采取的应该是腰椎硬膜外麻醉(患者说不清具体情况),腰麻穿刺时损伤了棘间韧带,缠绕棘间韧带上的交感神经纤维亦受损,因棘间韧带损伤后瘢痕组织增生,不断挤压交感神经的末梢感受器,从而产生双脚掌烧灼样疼痛的临床症状。

病例 ㊸ 颈部软组织损伤

某女，39 岁，罗马尼亚布拉索夫市人，心理医生。

【就诊时间】2009 年 9 月 11 日。

【就诊地点】罗马尼亚布拉索夫市迈都医疗中心。

【主诉】左手肿胀多年。

【现病史】左手肿胀多年，病因不明。

【查体】手部软组织检查无异常，左面部肿胀。

【印象】颈部软组织损伤。

【处置】针刀松解术（图 84）。

针刀松解颈背部软组织。

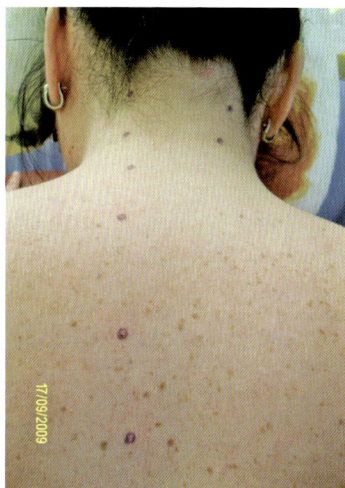

图 84　病例 43 针刀松解部位 1

2009 年 9 月 11 日～ 12 月 9 日，共计治疗 10 次，左手肿胀减轻 70% ～ 80%（图 85 ～图 88）。

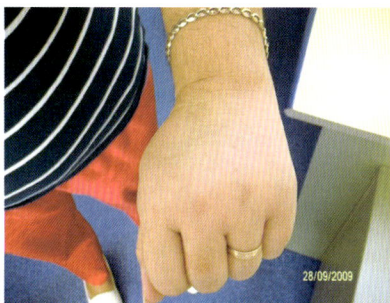

图 85　病例 43 左手肿胀

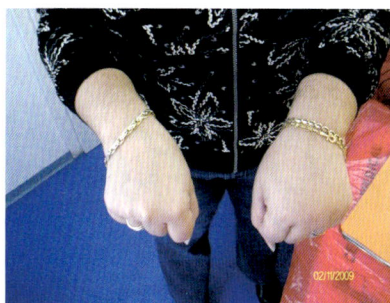

图 86　病例 43 双手对比 1

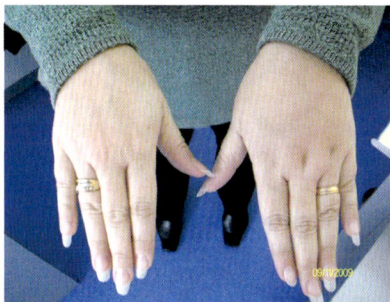

图 87　病例 43 双手对比 2

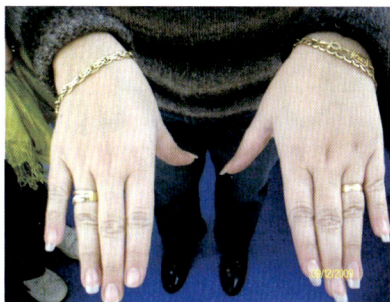

图 88　病例 43 双手对比 3

病例 ④④ 腱鞘炎

刘某，55 岁，男，北京市昌平区人，摄影师。

【就诊时间】2008 年 6 月 6 日。

【就诊地点】北京八方颈椎病研究所（北京肖德华诊所）。

【主诉】右手拇指疼痛、屈伸不利半年余。

【现病史】半年前始觉右手拇指疼痛，逐渐出现屈伸不利，且有弹响，半年余。

【查体】右手拇指掌侧面掌指关节压痛（++）、有结节。

【印象】右拇指屈指肌狭窄性腱鞘炎。

【处置】针刀松解术（图 89、图 90）。

针刀松解鞘环韧带。1 周后告知，右手拇指疼痛消失，活动自如。

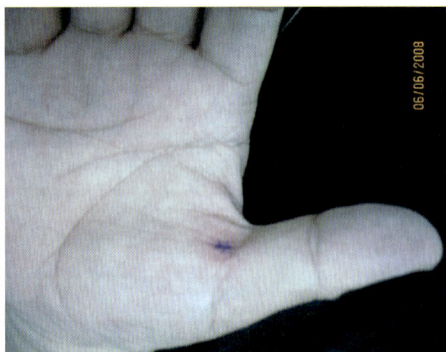

图 89　病例 44 针刀松解部位 1　　　　　　图 90　病例 44 针刀松解部位 2

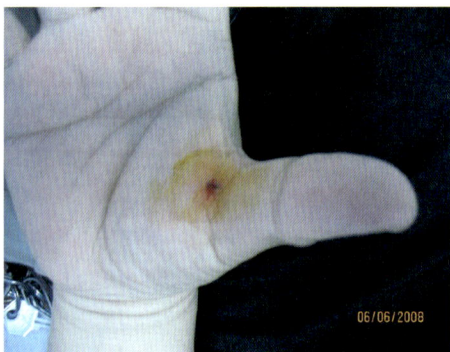

病例 ④⑤ 急性痛风（颈腰部软组织损伤）

郭某，男，38 岁，北京人。

【就诊时间】2011 年 5 月 25 日。

【就诊地点】北京八方颈椎病研究所（北京肖德华诊所）。

【主诉】右足疼痛两天，走路脚掌不敢沾地。

【现病史】既往有痛风病史，饮食不慎即出现右足疼痛。两天前喝啤酒，导致右足掌趾关节疼痛，走路不敢沾地。

【查体】右足掌趾关节红肿，压痛（+++）。

【印象】急性痛风颈腰部软组织损伤。

【处置】针刀松解术（图91）+拔罐（图92）。

针刀松解颈腰部软组织，并配合拔罐，之后行针刀筋膜关节囊减压术。治疗后局部疼痛立即减轻，走路右足可沾地。

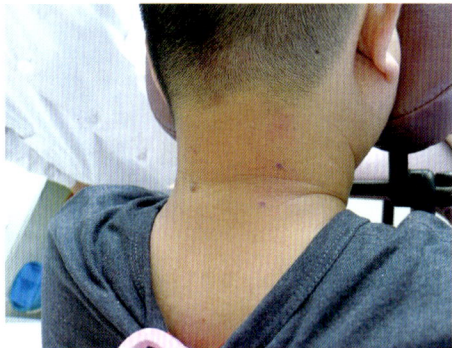

图91 病例45针刀松解部位

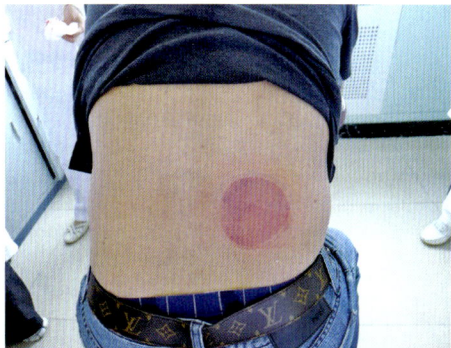

图92 病例45拔罐部位

病例 ㊻ 腰骶筋膜损伤

朱某，女，60岁，北京市海淀区人。

【就诊时间】2011年12月11日。

【就诊地点】北京八方颈椎病研究所（北京肖德华诊所）。

【主诉】双下肢夜间酸胀7年余。

【现病史】凌晨1～3点双下肢酸胀难忍，已持续7年余，看遍京城各大医院，无效而返。近年来双下肢酸胀感加重，睡觉时怎么都不舒服，必须按摩一段时间方能再次入睡。

【查体】双L3横突压痛（+）。

【印象】腰骶筋膜损伤。

【处置】针刀松解术（图93、图94）+拔罐（图95）。

针刀松解颈腰部软组织，并配合腰骶部拔罐。

2011年12月13日～2012年1月25日，共计治疗5次，双下肢酸胀感消失。

【按语】L2、L3横突正处在胸腰筋膜中层，与其脊柱周围的筋膜为一体。胸腰筋膜是筋膜网络的重要组成部分，腰及骶部的筋膜、韧带都有直接或间接的联系。在这些筋膜、韧带中，往往行走着神经、血管，因个体发育不同，有的神经、血管在筋膜内穿行时受到卡压或牵拉，神经传导速度发生改变，血管管径变细，血液流速减慢。白天因活动相对频繁，静脉血液靠下肢肌肉收缩挤压回流较快，故白天时没有双下肢酸胀症状；夜晚双下肢不活动，没有肌肉收缩的挤压力，故代谢产物堆积，即产生双下肢夜间酸胀症状。当针刀松解L2、L3横突胸腰筋膜中层后，其应力下降，因胸腰筋膜紧张而卡压的神经、血管得以恢复，静脉血液流速趋于正常，故夜间双下肢酸胀消失。

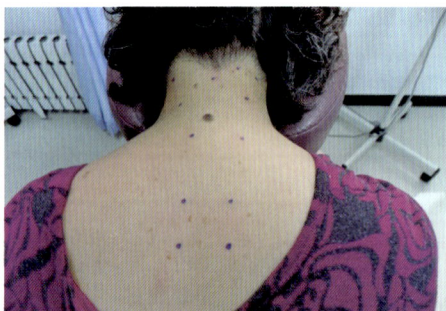
图93　病例46针刀松解部位1

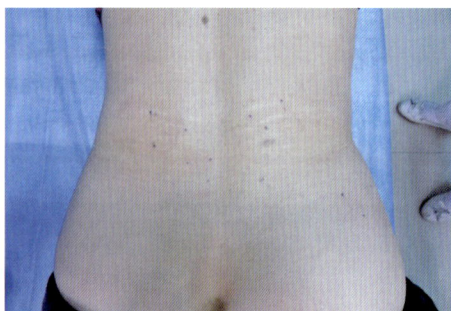
图94　病例46针刀松解部位2

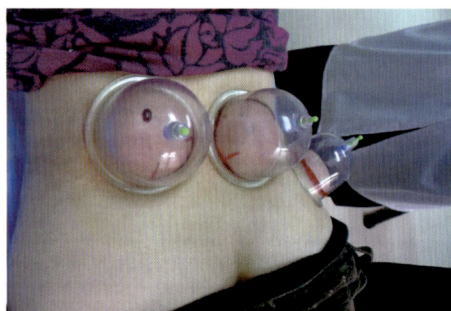
图95　病例46拔罐部位

病例 47 臀部软组织损伤

关某，男，57 岁，北京某酒店经理。

【就诊时间】2013 年 2 月 28 日。

【就诊地点】北京八方颈椎病研究所（北京肖德华诊所）。

【主诉】右臀部疼痛 20 余年，只能站立 5 ～ 15 分钟。

【现病史】右臀部疼痛 20 余年，走路跛行，夜间睡觉不能右侧卧位。站立 5 ～ 15 分钟，则必须活动右下肢。曾在北京多家三甲医院诊治，只能服用止痛药缓解。

【查体】右侧大转子上缘压痛（+++）。

【印象】右臀部软组织损伤（臀中肌、臀小肌损伤）。

【处置】针刀松解术（图 96、图 97、图 99）+ 拔罐（图 98）。

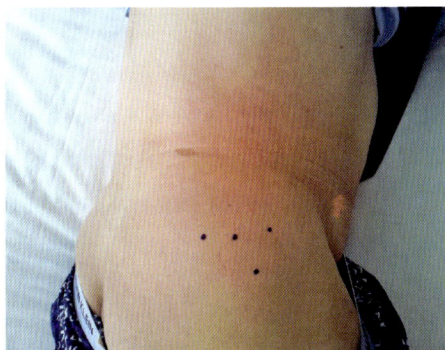

图 96　病例 47 针刀松解部位 1

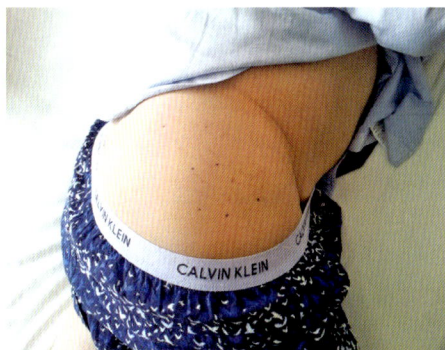

图 97　病例 47 针刀松解部位 2

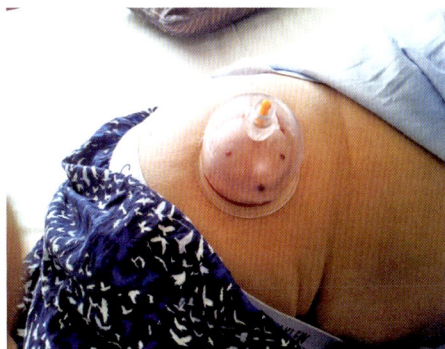

图 98　病例 47 拔罐部位

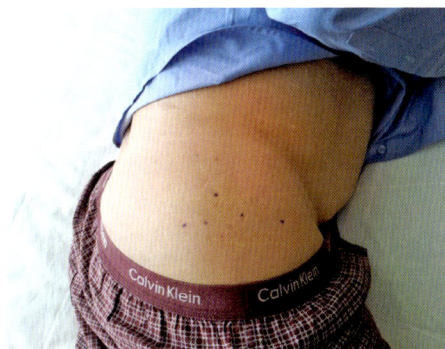

图 99　病例 47 针刀松解部位 3

患者取左侧卧位，患侧在上，患肢屈曲，医者立于患者前方，在大转子上缘压痛处定点，局部碘伏常规消毒（无麻醉），医者左手持纱布块，右手持直径0.8mm 的 3 号针刀，垂直刺至骨面，稍提针刀后再松解。其间配合拔罐。

3 月 14 二诊：可站立 30 分钟，睡觉时可右侧卧位。

3 月 16 日电话告知，可步行 5km，感觉非常好。

3 月 28 日三诊：治疗前最多只能站立 15 分钟，现在可以站立 2 小时。

4 月 2 日～ 12 日，共治疗 5 次，右臀疼痛基本消失，行走自如，患者甚为满意。

病例 48 胸腰筋膜损伤

杨某，女，58 岁，北京市某学会工作人员。

【就诊时间】2012 年 12 月 26 日。

【就诊地点】北京八方颈椎病研究所（北京肖德华诊所）。

【主诉】右腰部不适多年，右脚底不适、脚掌有异物垫厚感 5 年余。

【现病史】5 年前始觉右脚底不适、脚掌有异物感，穿什么鞋都感觉不舒服。

【查体】右侧 L3 横突压硬（＋）、压痛（＋）。

【印象】胸腰筋膜损伤（胸腰筋膜中层）。

【处置】针刀松解术（图 100）＋拔罐（图 101）。

患者坐在治疗椅上，局部碘伏消毒，医者左手持纱布块，右手持直径 0.8mm的 3 号针刀，直刺至 L3、L4 横突，松解 3 ～ 5 针刀。针刀松解后配合拔血罐。

患者在回家的路上发来信息，右腰部不适消失，右脚底不适及脚下异物感消失。

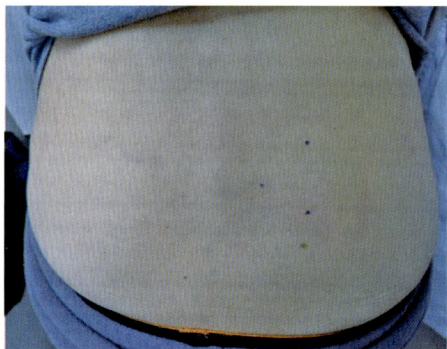

图 100 病例 48 针刀松解部位

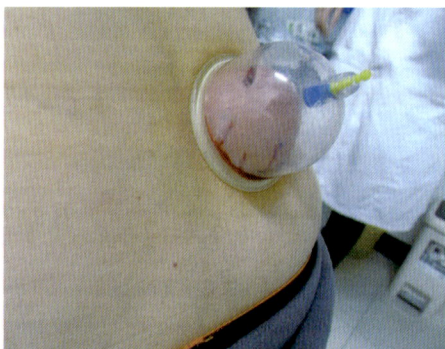

图 101 病例 48 拔罐部位

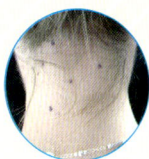

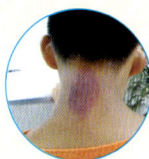

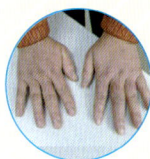

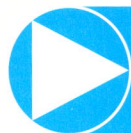

病例 ㊾ 颅脑损伤后遗症

某男，36 岁，罗马尼亚布拉索夫市人。

【**就诊时间**】2010 年 2 月 5 日。

【**就诊地点**】罗马尼亚布拉索夫市迈都医疗中心。

【**主诉**】（家人代述）左侧肢体瘫痪、语言障碍 9 年。

【**现病史**】9 年前因车祸致右颅脑损伤，左侧肢体瘫痪，步态不稳，需要人搀扶，大小便必须有人帮助方可。曾到浙江某国际康复医院治疗，疗效不佳。

【**查体**】颈部肌肉压硬（++）。

【**印象**】右颅脑损伤后遗症。

【**处置**】针刀松解术（图 102）+ 拔罐（图 103）。

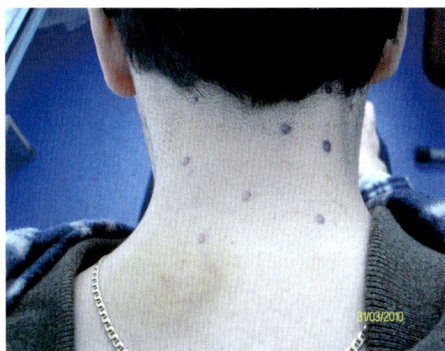

图 102　病例 49 针刀松解部位

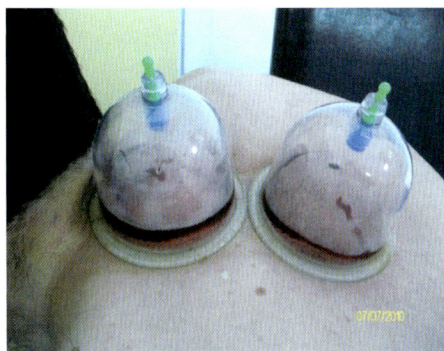

图 103　病例 49 拔罐部位

针刀松解颈部筋膜，配合背部拔血罐。

2010年2月5日～7月21日，共计治疗14次。第1次治疗后，语言障碍明显改善。治疗14次后，语言障碍基本消失，行走及大小便可以自理，不再需要人陪伴，患者甚为高兴。

【按语】本病例车祸损伤颅脑是不争的事实，脑组织修复需要血液来营养损伤的脑细胞。本病例脑部的血液循环障碍是共识，局部循环障碍是很难直接改善和解决的，当外伤损伤脑部的同时，一定会伴有颈部筋膜等软组织的间接损伤。该损伤即可导致颈部静脉回流受阻，使脑部血流缓慢，继发脑部的血液循环障碍，脑细胞的修复不能顺利进行，这种现象称为"病因前置"，即前面颈部筋膜损伤是一个新的病因，继而导致后面脑部的血液循环障碍，这种颈部筋膜的损伤可以通过针刀松解来直接治疗，而治疗后可以间接对脑细胞的修复起到积极作用，这一认识在临床治疗中得到了充分验证。本病例的颈部筋膜松解即证明了上述理论是正确的。

病例 50 脊源性心动过速

某男，35岁，罗马尼亚布加勒斯特人，税务警察。

【就诊时间】2009年11月25日。

【就诊地点】罗马尼亚布拉索夫市迈都医疗中心。

【主诉】心动过速3年余，间断性发作，严重时每分钟148次。

【现病史】3年前发病，在本国治疗无效。曾在法国行经股动脉心脏治疗，当时缓解，回国时没到巴黎戴高乐机场即发作。

图104 病例50 针刀松解部位1

【查体】右C2～C4关节突关节压痛（＋），T3～T8棘突两侧压硬（＋）。

【印象】脊源性心动过速。

【处置】针刀松解术（图104～图110）。

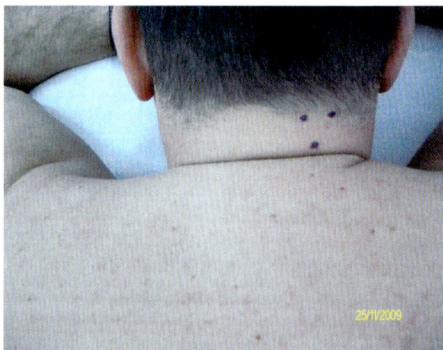

针刀松解颈背部软组织。

2009 年 11 月 25 日～2010 年 5 月 15 日，共计治疗 9 次，心率降至每分钟 74 次。

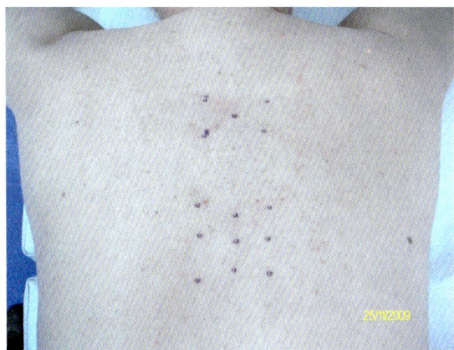

图 105　病例 50 针刀松解部位 2

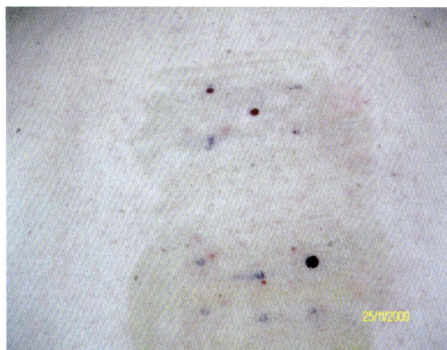

图 106　病例 50 针刀松解部位 3

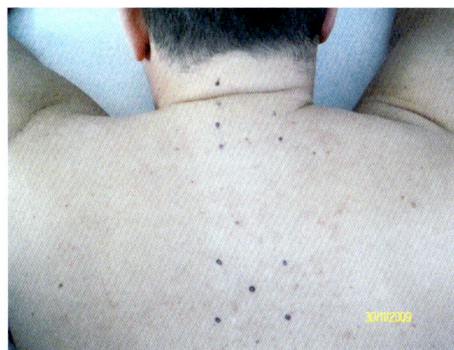

图 107　病例 50 针刀松解部位 4

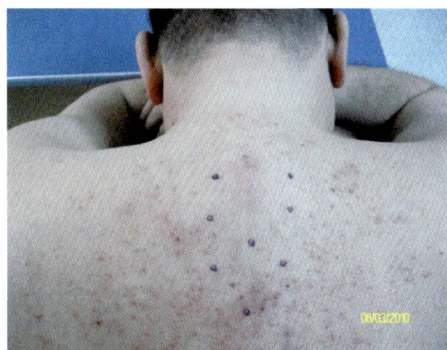

图 108　病例 50 针刀松解部位 5

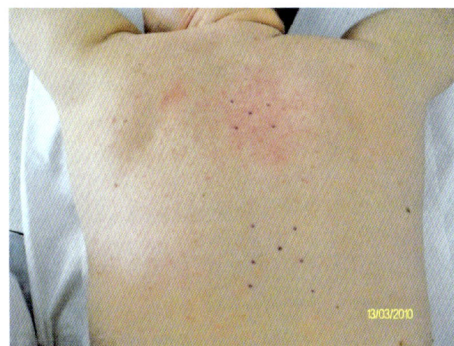

图 109　病例 50 针刀松解部位 6

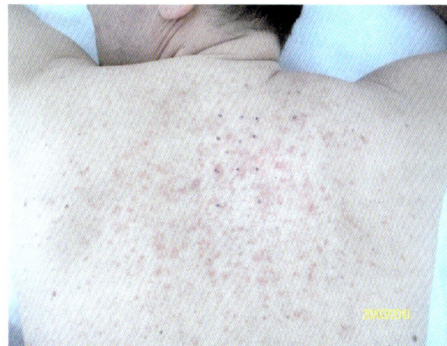

图 110　病例 50 针刀松解部位 7

病例 ⑤1 心脏神经官能症

某男，39 岁，河北保定某医院医生。

【就诊时间】2010 年 8 月 2 日（示教病例）。

【就诊地点】北京某宾馆。

【主诉】心慌、气短、心前区不适 1 年余。

【现病史】2010 年 7 月末自我感觉心慌、气短、心前区不适，不敢前来北京昌平学习。心电图、平板心电图未见异常。

【印象】心脏神经官能症。

【处置】针刀松解术。

针刀松解双侧肺俞、心俞局部软组织（注意：瘦人进针刀时，进 1.5cm 即到椎板，胖人可达 8.5cm，故治疗者要熟知局部解剖结构）。患者述治疗时有一种从背部扎透前胸的感觉。治疗后心慌、气短、心前区不适感未再复发。

病例 ⑤2 脊源性心律不齐

某男，66 岁，以色列人，犹太族。

【就诊时间】2012 年 4 月 5 日。

【就诊地点】首次就诊于罗马尼亚布拉索夫市，以后均在罗马尼亚布加勒斯特市就诊。

【主述】心律不齐、胸闷不适 10 天。

【现病史】2005 年在罗马尼亚布加勒斯特市由意大利心脏病专家行心脏手术。2012 年 3 月 26 日因心律不齐、胸闷气短，再检查时专家令其换心脏，后经朋友介绍来诊。

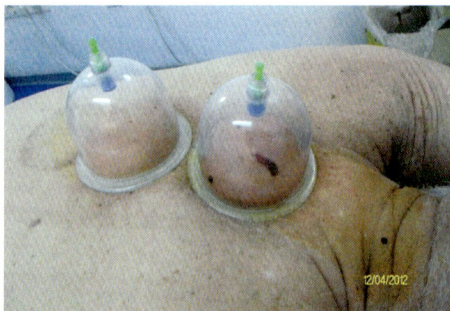

图 111　病例 52 治疗部位

【印象】脊源性心律不齐。

【处置】针刀松解术 + 拔罐（图 111）。

针刀松解颈背部软组织，配合局部拔罐。

4月5日～5月12日，共计治疗6次。再次检查时，专家说已经不需要手术换心脏。

病例 ⑤ 脊源性咳嗽

曹某，男，52岁，某报社香港分社社长。

【就诊时间】2010年11月15日。

【就诊地点】北京某宾馆。

【主诉】遇寒咳嗽多年。

【现病史】每年入冬开始咳嗽，经几家医院诊治，疗效不佳。

【查体】无阳性体征。

【印象】脊源性咳嗽。

【处置】针刀松解术（图112）。

针刀松解颈背部软组织。

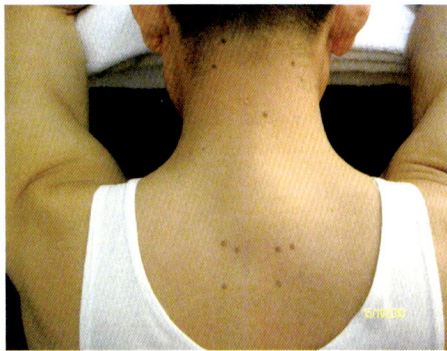
图112　病例53针刀松解部位

11月17日二诊：咳嗽明显减轻。半年后随访，咳嗽消失。

病例 ⑤ 脊源性哮喘

赵某，53岁，河北省张家口市人。

【就诊时间】2011年3月13日。

【就诊地点】北京八方颈椎病研究所（北京肖德华诊所）。

【主诉】哮喘十一二年，加重6年，2010年12月明显加重。

【现病史】个人回忆12岁时，拾煤后即感呼吸困难、喘，痛哭1次，次日呼吸困难、喘消失。2000年起，感冒即引起哮喘，感冒痊愈后哮喘也明显好转。近五六年来症状加重，双手无力、不灵活，每晚临睡前必须口服扩张支气管药方可入睡。2010年12月感冒后，口服西药、中药及输液皆不能缓解。2011年3月13日驱车近300km来诊。

【查体】右C2棘突旁压痛（++），左C2～C3关节突关节压痛（+），右路索雷姆反射（+）。

MRI 示 C4 ～ C5、C5 ～ C6、C6 ～ C7 椎间盘突出，骨质增生；C5 ～ C6 椎体终板炎（图 113）。

【印象】①颈椎病（脊髓型）。②脊源性哮喘。

【处置】针刀松解术（图 114）+ 中药。

针刀松解颈部软组织。

中药：制附子 60g（先煎 2 小时），干姜 30g，炙甘草 30g，茯苓 30g，泽泻 30g，薏苡仁 30g，桂枝 15g，猪苓 20g，苍术 30g，白术 60g，法半夏 15g，竹茹 20g，苍耳子 15g，地龙 15g，僵蚕 15g，陈皮 15g，三棱 10g，莪术 10g。6 剂，水煎服。

3 月 20 日二诊：呼吸轻松，双手较前明显有力。继续服药。

中药：麻黄 5g，赤芍 30g，干姜 30g，甘草 30g，桂枝 10g，细辛 15g，僵蚕 30g，地龙 30g，五味子 15g，苍耳子 15g。5 剂，水煎服。

3 月 24 日三诊：双手较前明显有力，灵活性有所改善，呼吸轻松，睡觉时可以平卧。走路时双下肢有力。面色红润。

中药：麻黄 5g，赤芍 30g，干姜 30g，桂枝 10g，甘草 30g，细辛 15g，僵蚕 30g，地龙 30g，五味子 15g，苍耳子 15g，鸡血藤 30g，竹茹 30g，5 剂，水煎服。

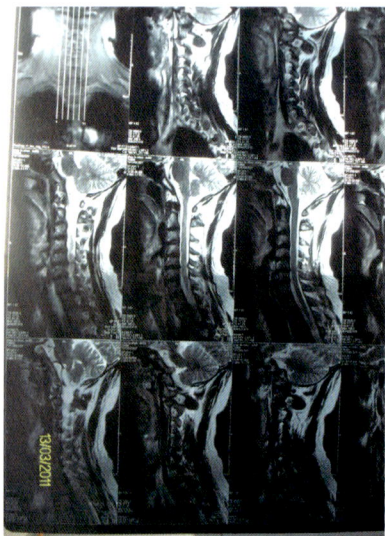

图 113　病例 54MRI 图像

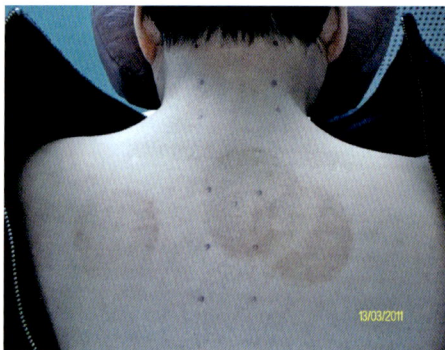

图 114　病例 54 针刀松解部位

4月3日四诊：双上、下肢有力，双手灵活，走路正常，可平卧睡觉。上方续服10剂。

病例 ㊷ 肝硬化伴脱发

某女，50岁，罗马尼亚布加勒斯特市人，国家某学会副会长。

【就诊时间】2010年3月6日。

【就诊地点】罗马尼亚布加勒斯特市。

【主诉】肝区刺痛、易脱发4年余。

【现病史】双胁肋区胀痛，右侧较重。2006年开始持续3年脱发，后又自行长出头发。后患黄疸，在法国诊断为肝硬化，令其3个月内换肝脏，否则有生命危险。

【查体】无阳性体征。

【印象】遵照当地诊断。

【处置】针刀松解术（图115、图116）。

针刀松解颈背部软组织。

3月6日～4月1日，治疗5次后，面色红润，皮肤细腻，双胁肋胀痛减轻，右肝区刺痛消失。治疗前大量脱发，现已不脱。

4月7日～7月17日，共计治疗28次，患者卧位时双胁肋部不痛，治疗后不再脱发。后因回国，经其他医生转述，患者到2012年底，每月治疗1～2次，一直没换肝脏。

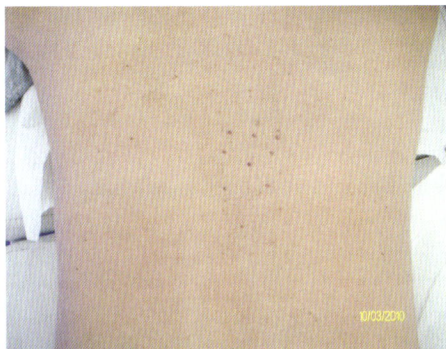

图115　病例55针刀松解部位1

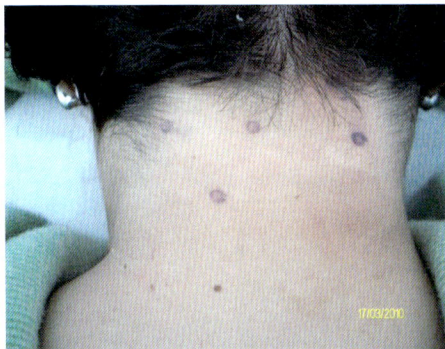

图116　病例55针刀松解部位2

病例 ⑤⑥ 肝脏移植术后

某男，56 岁，罗马尼亚布加勒斯特市人，国家旅游局官员。

【就诊时间】2010 年 4 月 22 日。

【就诊地点】罗马尼亚布拉索夫市迈都医疗中心。

【主诉】颈部及四肢肘膝关节以下疼痛半年余。

【现病史】去年 11 月份在布加勒斯特市由意大利专家行肝脏移植术，此后两个月出现颈部及四肢肘膝关节以下疼痛、灼热。有糖尿病史，较重。

【查体】体虚貌，疲惫状态，头部汗多。

【印象】肝脏移植术后排异反应。

【处置】针刀松解术（图 117～图 120）。

针刀松解颈背及腹部软组织。

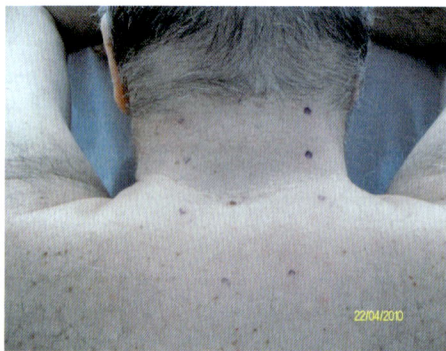

图 117　病例 56 针刀松解部位 1

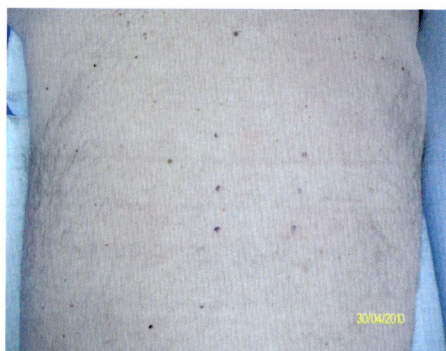

图 118　病例 56 针刀松解部位 2

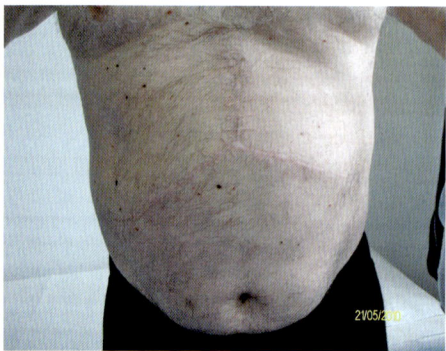

图 119　病例 56 针刀松解部位 3

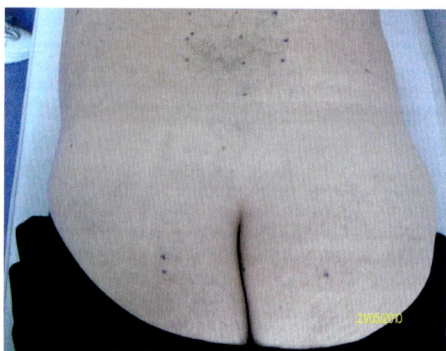

图 120　病例 56 针刀松解部位 4

5月7日二诊：自述治疗后四肢远端灼热感减轻30%左右，头部汗多现象明显减轻，性欲明显提高。

5月14日三诊：精力充沛，头部汗多消失，性欲提高。至5月21日，共计治疗5次。2010年7月底遇到该患者，自述感觉非常好。

【按语】本病例是典型的肝脏移植术后出现的排异反应。术后人体的神经、血管因受肝脏移植的影响，神经传导速度发生改变，神经纤维内的轴流及充盈度发生变化，使在组织内行走的神经受到筋膜等软组织的卡压，其调节能力下降、传导速度变慢，继发自主神经功能紊乱。肝脏移植后，人体内必定要进行自我调节及适应（神经调节、体液调节等），此时因血流量的变化，在组织内行走的血管受卡压更加明显，从而出现上述症状。针刀治疗是对颈腰部深部筋膜组织的高压力及高张力进行减压和减张，促进神经、血管尽快恢复正常，间接改善了自主神经的功能，减轻和消除症状，达到了治疗目的。

病例 57 脊源性胃酸过多

某男，45岁，罗马尼亚圣格奥尔基人。

【就诊时间】2009年4月2日。

【就诊地点】罗马尼亚布拉索夫市迈都医疗中心。

【主诉】胃酸过多27年余，近5年明显加重。

【现病史】27年前，始觉吞酸、反胃、烧心，当时正在大学期间，曾在布加勒斯特市某医院诊治，无其他方法，只能口服抗酸药。近5年来症状明显加重，现每天服用强抗酸药。20余年来睡觉只能采取俯卧位，如仰卧位睡觉即被呛醒。其父亦有此症状。

【查体】无阳性体征。

【印象】脊源性胃酸过多。

【处置】针刀松解术（图121）。

针刀松解背部软组织。

2009年4月2日～9月29日，先

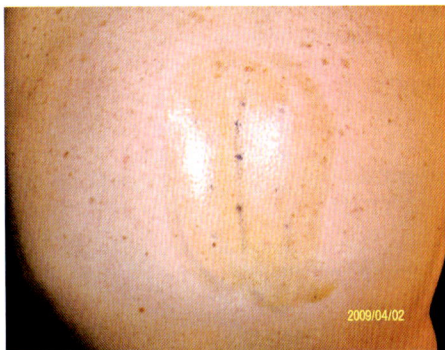

图121　病例57针刀松解部位

后治疗6次，抗酸药已停用，感觉良好。

2010年4月26日随访，从去年10月后感觉一直很好，睡觉时不需俯卧位，也未再服用抗酸药。2012年1月随访时一切如常。

病例 58 脊源性胃酸过多

某男，51岁，罗马尼亚布拉索夫市迈都医疗中心经理。

【就诊时间】2009年11月19日。

【就诊地点】罗马尼亚布拉索夫市迈都医疗中心。

【主诉】胃酸过多8年余，近两年明显加重。

【现病史】8年前始觉吞酸、反胃，发作时需服用抗酸药。

【查体】无阳性体征。

【印象】脊源性胃酸过多。

【处置】针刀松解术（图122）。

针刀松解背部软组织。

2009年11月19日～2010年6月11日，先后治疗7次，症状消失。2010年6月16日随访，感觉良好。

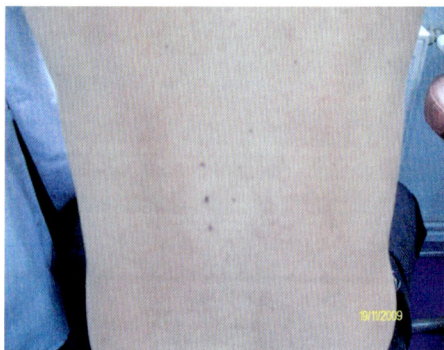

图122　病例58针刀松解部位

病例 59 胸痛

某男，41岁，罗马尼亚布加勒斯特人。

【就诊时间】2010年3月20日。

【主诉】胸口疼痛、烧心感20余年。

【处置】针刀松解术（图123）。

针刀松解背部软组织。

3月20日～4月24日，共计治疗6次，诸症消失。6月12日随访，感觉良好。

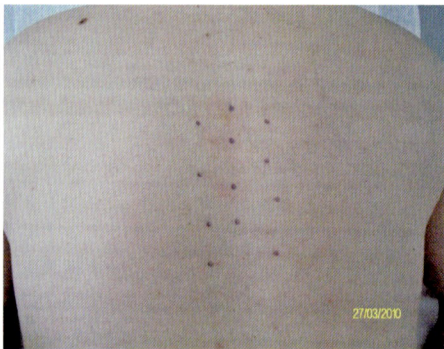

图123　病例59针刀松解部位

病例 ⑥ 胃酸过多

某女，73 岁，中国某大学主任。

【**就诊时间**】2008 年 12 月 23 日。

【**主诉**】胃酸过多近 20 年，加重 8 年。

【**现病史**】20 年前觉吞酸、反胃，因症状较轻而未在意。2001 年患肿瘤，位置在膈下肝上，瘤体大小约 4.5cm。本已准备手术，后临时反悔。此后，吞酸、反胃有所加重，每当吃花生、红薯、芝麻酱及喝果汁时，症状更明显。

【**处置**】针刀松解术（图 124）。

针刀松解背部软组织。

2008 年 12 月 23 日～2010 年 4 月，共计治疗 4 次，胃酸过多明显减轻，后又有所加重。

2010 年 4 月 30 日～6 月 5 日，再次治疗 4 次，感觉非常好。目前，瘤体已近 10cm，仍带瘤生存，定期服中药调理。

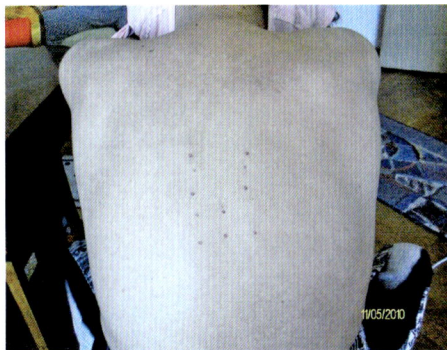

图 124 病例 60 针刀松解部位

知识链接

针刀松解背部软组织治疗胃酸过多

交感神经干位于胸腹膜后、脊柱前面的左右两侧，主要由交感神经细胞及交感神经纤维组成，其中中枢神经纤维来自脊髓灰质的侧角细胞（T1 ～ T4 侧角细胞还另发出纤维向上组成颈上、中、下交感神经节），被纤维结缔组织固定在骨膜上。脊椎错位后，会对交感神经干产生牵拉（对神经而言，这种"牵拉"实为一"撕裂"，因为将伤及该处的神经与固定的纤维结缔组织及胸腹膜）。胸椎段紧贴在肋骨小头前面，腰椎段紧贴在椎体侧缘。胸椎错位会不同程度地带动肋骨颈绕肋椎、肋横突两个关节所形成的斜轴做"内旋"运动（程度严重时，可导致肋弓上抬而致胸廓隆凸）。组成肋椎关节的肋骨小头，因其"内旋"，对贴附其上的交感神经干产生新的刺激（撕裂），从而使胸椎错位对交感神经干的刺激，产生增强与放大效应，由此引起胸腹内脏腑疾病，胃酸过多是其症状之一。

人类的脊柱处于不错位的恒定结构状态，所以其附属的神经、血管对脊椎错位的这种刺激极为敏感，哪怕是1mm左右的错位，也足以刺激交感神经干而引起相应的临床症状，产生相关疾病。根据其受刺激的强度可分为"激惹"与"压迫"，前者导致交感神经兴奋性增强、交感递质升高，后者导致交感神经兴奋性减弱、交感递质降低。两者均可打破交感与副交感神经的平衡，导致植物神经功能紊乱或障碍，并由此成为诸多脏腑疾病的始发动因。

当胸椎错位时，相应的交感神经干受"压迫"，交感神经兴奋性（递质）下降，则对胃部的营养作用亦大幅度下降，使胃组织的新陈代谢障碍或紊乱，这时副交感神经兴奋性增强，胃酸分泌增多。白天交感神经相对兴奋，胃酸过多症状也相对较轻，到了夜晚则副交感神经兴奋性明显增强，胃酸过多的症状也就特别突出。

针刀软组织松解术，可使背部（T4～T10）深处肋横突周围的软组织因错位而导致的高应力、高张力得以减轻或消除，软组织对交感神经干的牵拉卡压得以缓解，从而消除胃酸过多的临床症状。

针刀治疗方法：①体位：一般多取俯卧位或坐位。②治疗部位：T4～T10棘突两侧旁开1.5～2.5cm。③针具：一般采用直径0.8～1.0mm的3～4号针刀，或针刃直径0.6mm、长6cm的针刀。④刺入角度与深度：针刀体与刺入部位皮肤垂直，刀口线与人体的矢状面平行，一般刺入深度为1.5～5cm（因人而异），根据针下感觉多可到达关节突关节囊（不是绝对）。⑤治疗点：多在6～12点。⑥疗程：一般1周1次，6次为1个疗程，多在1个疗程内即可消除临床症状。

病例 ⑥⑥ 肝硬化卵巢囊肿

某女，46岁，罗马尼亚久尔久市人。

【就诊时间】2010年6月19日。

【就诊地点】罗马尼亚布加勒斯特市。

【主诉】肝区胀满1年余，伴腹胀。

【现病史】肝区胀满感1年余，腹胀，左季肋区刺痛每周1次，视物模糊。

当地诊断为早期肝硬化。两个脾脏，左卵巢囊肿 3 年余。

【查体】无阳性休征。

【印象】遵当地诊断。

【处置】针刀松解术（图 125、图 126、图 128、图 130 ～图 134)+ 拔罐（图 127)。

针刀松解背部、腹部软组织，并配合拔血罐。

6 月 26 日二诊：肝区胀满感明显减轻，时轻时重。腹胀消失。

7 月 3 日三诊：肝区胀满感基本消失，有时有但很轻。

7 月 10 日四诊：肝区胀满感消失，胆囊区偶有刺痛。

7 月 17 日五诊：感觉良好。左卵巢囊肿 1.43cm。

7 月 24 日、31 日六、七诊：肝区胀痛消失。7 月 28 日检查，左卵巢囊肿消失（图 129)。

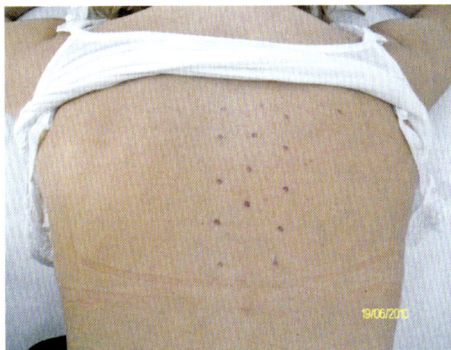

图 125　病例 61 针刀松解部位 1

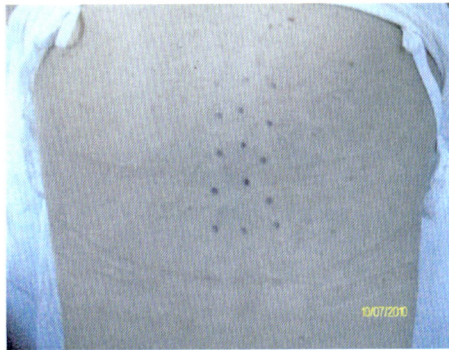

图 126　病例 61 针刀松解部位 2

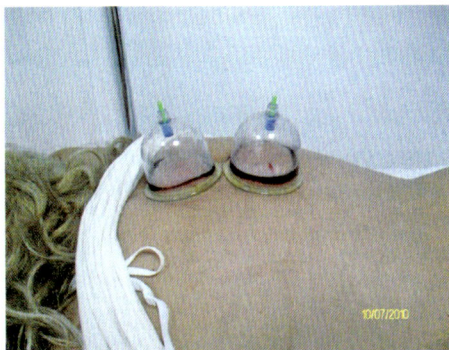

图 127　病例 61 拔罐部位

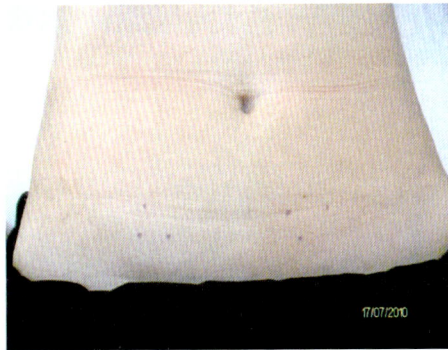

图 128　病例 61 针刀松解部位 3

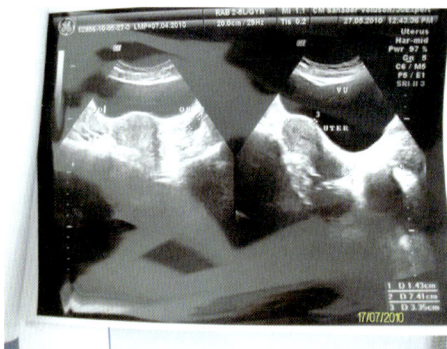

图 129　病例 61 腹部 B 超图像

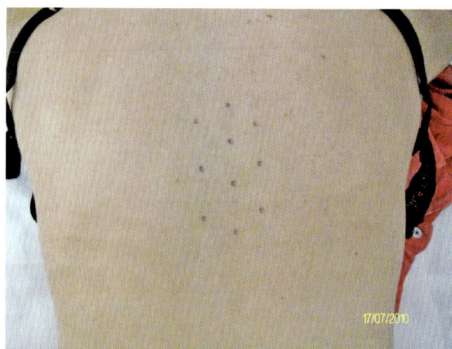

图 130　病例 61 针刀松解部位 4

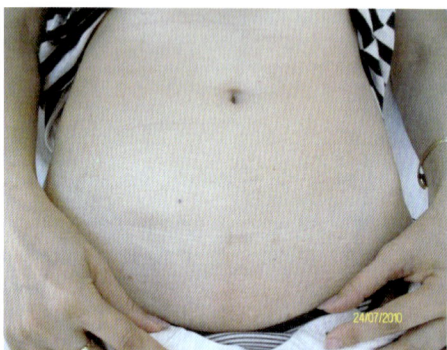

图 131　病例 61 针刀松解部位 5

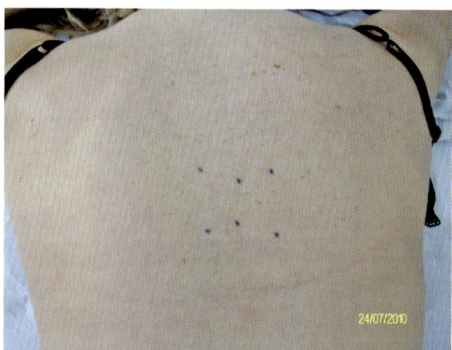

图 132　病例 61 针刀松解部位 6

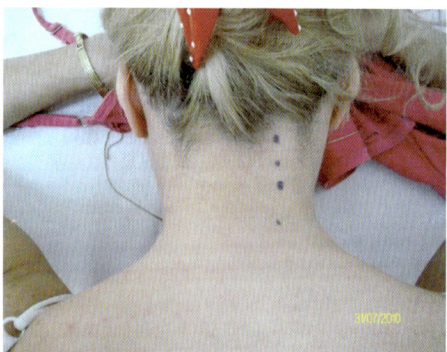

图 133　病例 61 针刀松解部位 7

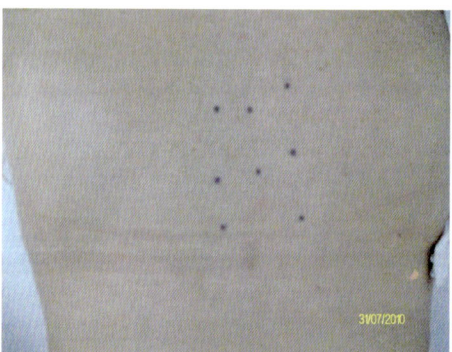

图 134　病例 61 针刀松解部位 8

病例 62 食欲过盛

某女，20 岁，罗马尼亚布拉索夫市人，大学生。

【就诊时间】2010 年 7 月 9 日。

【就诊地点】罗马尼亚布拉索夫市迈都医疗中心。

【主诉】食欲过盛。

【现病史】食欲过盛，自己不能控制，体重 90kg。

【查体】体胖。

【印象】食欲过盛（植物神经功能紊乱）。

【处置】针刀松解术（图 135～图 137）。

针刀松解背部软组织。

7 月 16 日二诊：食欲过盛有所减轻。

7 月 23 日三诊：治疗 3 次后，食欲过盛明显减轻。

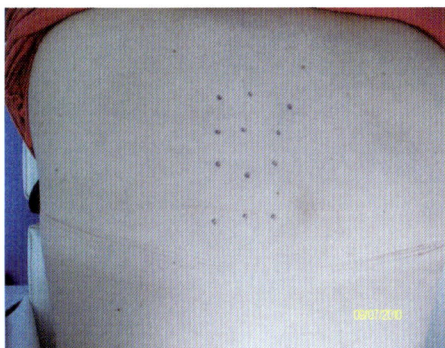

图 135 病例 62 针刀松解部位 1

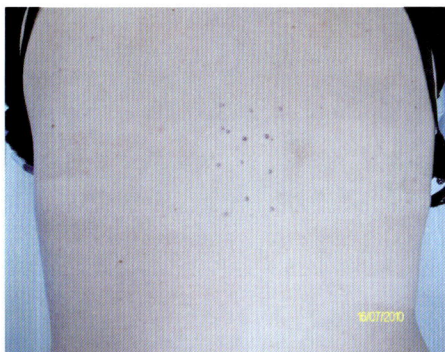

图 136 病例 62 针刀松解部位 2

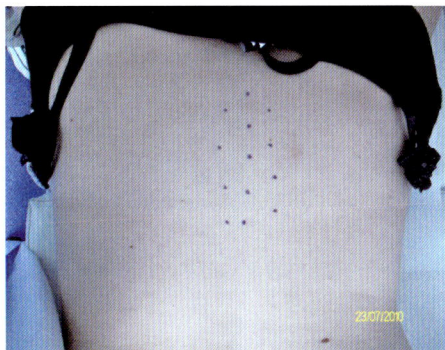

图 137 病例 62 针刀松解部位 3

病例 ⑥ 慢性肾病

某女，36 岁，罗马尼亚布加勒斯特市人，制鞋工。

【就诊时间】2010 年 1 月 16 日。

【就诊地点】罗马尼亚布加勒斯特市。

【主诉】周身肿胀 1 年余。

【现病史】在鞋厂工作 3 年，近 1 年出现周身肿胀。

【查体】双 L3 横突压痛（+）。

【印象】慢性肾病水肿（胸腰筋膜损伤）。

【处置】针刀松解术（图 138、图 139）。

针刀松解腰背部软组织。

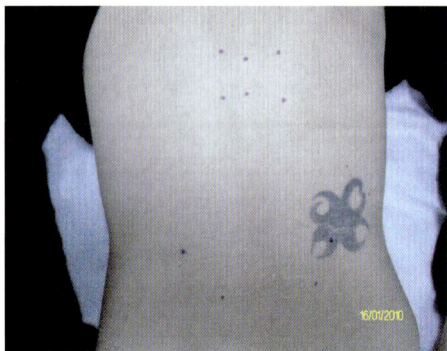

图 138 病例 63 针刀松解部位 1

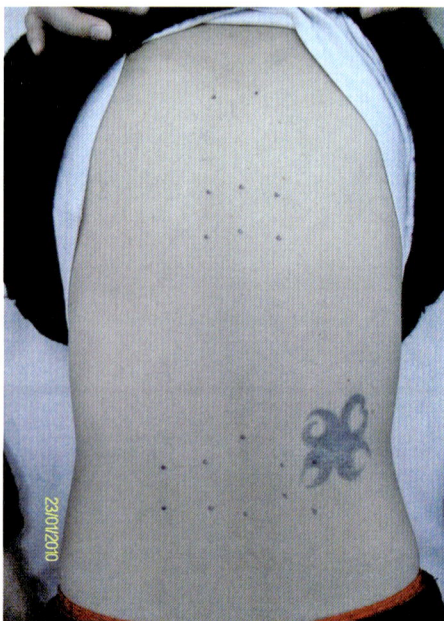

图 139 病例 63 针刀松解部位 2

病例 ⑥ 慢性肾病

某女，48 岁，罗马尼亚首都阿拉德市人，牙医。

【就诊时间】2010 年 1 月 21 日。

【就诊地点】罗马尼亚布拉索夫市迈都医疗中心。

【主诉】周身肿胀 1 年余。

【现病史】1 年前出现周身肿胀，在阿拉德市诊治无改善，听当地人介绍驱车 400km 来诊。

【查体】无阳性体征。

【印象】慢性肾病水肿（胸腰筋膜中层损伤）。

【处置】针刀松解术（图 140）。

针刀松解背部软组织。

2010 年 1 月 21 日～2 月 9 日，共计治疗 9 次，周身水肿基本消失。

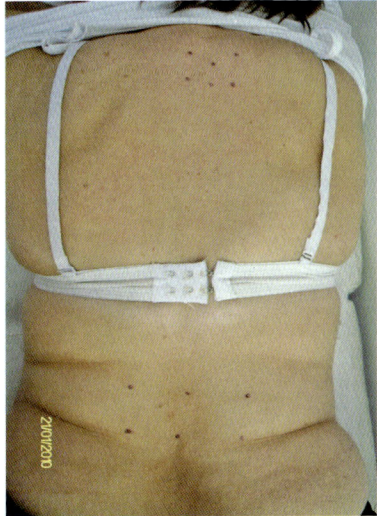

图 140　病例 64 针刀松解部位

病例 ⑥⑤　便秘

某男，35 岁，罗马尼亚巴克乌市人。

【就诊时间】2010 年 7 月 9 日。

【就诊地点】罗马尼亚布拉索夫市迈都医疗中心。

【主诉】便秘七八天 1 次，腹痛，恶心。

【现病史】胃痛并有抓紧感，腹痛，恶心，便秘七八天 1 次，已持续 10 余年，当地医院检查结肠过长（图 141），解释可能是先天性，偶有头痛，易怒，每天吃十几种药，经邻居介绍来诊。

【查体】双 C2～C6 关节突关节压硬右（++）、左（+），双 L2～L4 横突压痛（+）、压硬（++）。

【印象】颈背腰筋膜损伤。

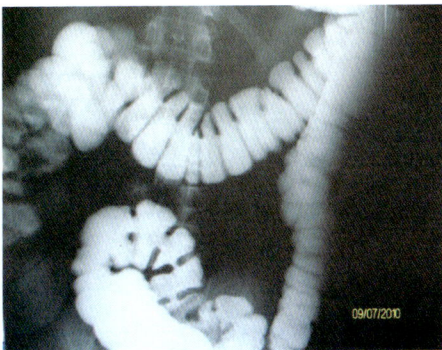

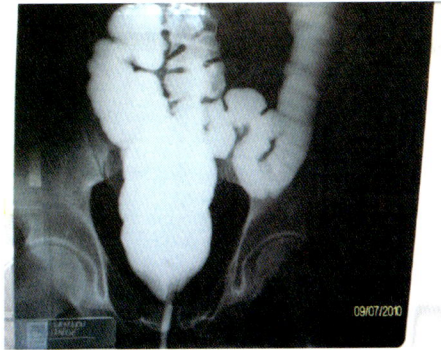

图 141　病例 65 结肠部检查

【处置】针刀松解术（图142～图146）。

针刀松解颈背腰部软组织。

7月16日二诊：现大便5天1次，头痛基本消失，易怒、恶心及胃部抓紧感明显减轻，已停各类药物。

7月23日、30日三、四诊：便秘改善，胃痛基本消失，干活时右侧腹痛、易怒明显改善。后因笔者回国而终止治疗。

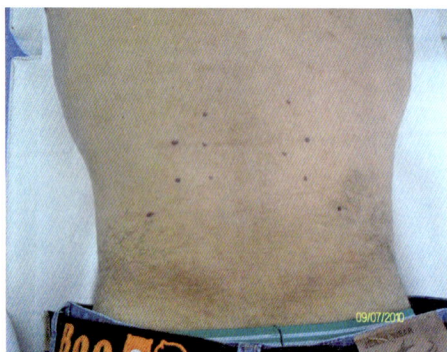

图142　病例65针刀松解部位1

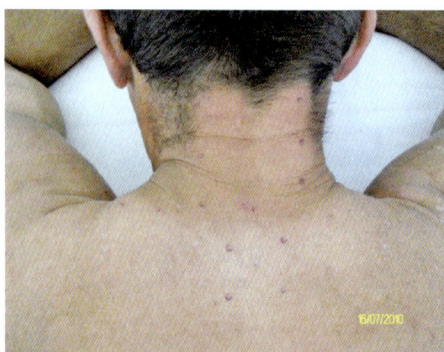

图143　病例65针刀松解部位2

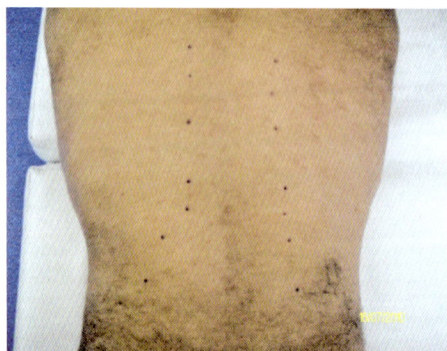

图144　病例65针刀松解部位3

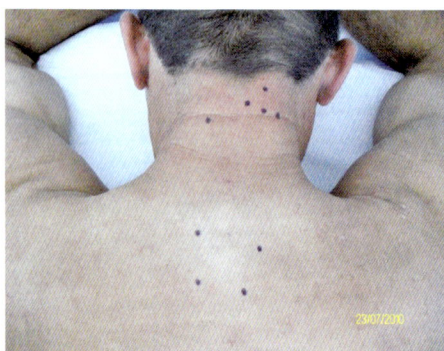

图145　病例65针刀松解部位4

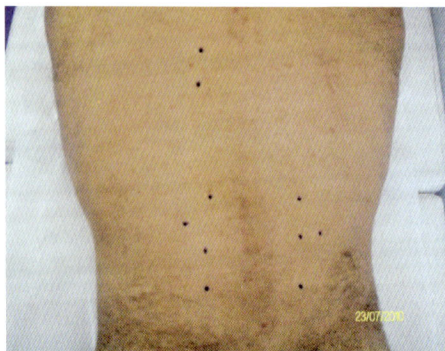

图146　病例65针刀松解部位5

病例 ⑥⑥ 急性静脉炎

某男，51 岁，罗马尼亚布拉索夫市人，迈都医疗中心主任。

【就诊时间】2010 年 7 月 30 日。

【就诊地点】罗马尼亚布拉索夫市迈都医疗中心。

【主诉】左下肢疼痛 3 天，明显加重 1 天。

【现病史】3 天前始觉左下肢疼痛，今天晨起更加明显，走路疼痛，局部发热，不敢触摸。

【查体】左下肢大腿、小腿内侧发红、压痛（+++），上背部发热。

【印象】急性静脉炎。

【处置】针刀松解术（图 147 ～图 151 ）。

针刀松解左下肢大腿、小腿内侧及颈腰部软组织。治疗后疼痛立即减轻，下午 3 点左右，走路疼痛、左下肢内侧疼痛消失，上背部发热感消失。

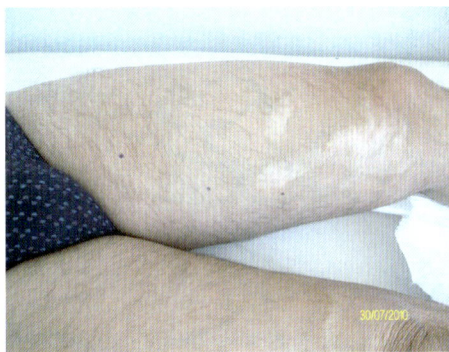

图 147　病例 66 针刀松解部位 1

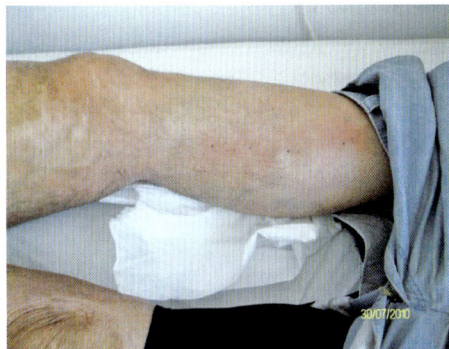

图 148　病例 66 针刀松解部位 2

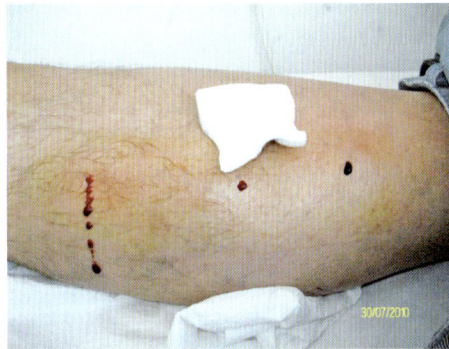

图 149　病例 66 针刀松解部位 3

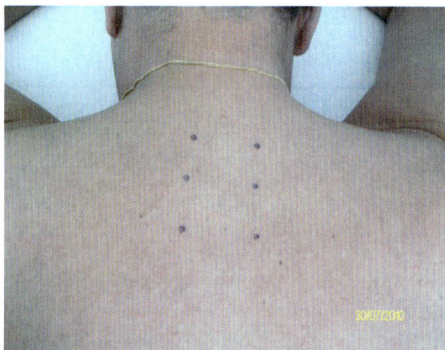

图 150　病例 66 针刀松解部位 4

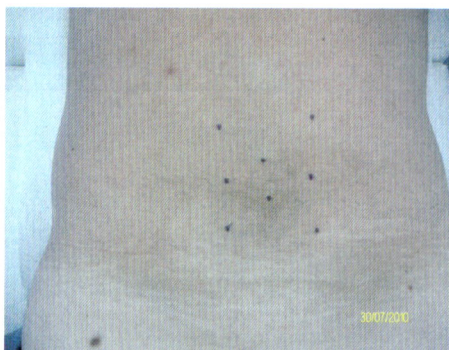

图 151　病例 66 针刀松解部位 5

病例 ⑥⑦ 腰痛

某女，67 岁，黑龙江省哈尔滨市人。

【就诊时间】2012 年 12 月 30 日。

【就诊地点】北京八方颈椎病研究所（北京肖德华诊所）。

【主诉】腰痛伴腹部凉、尿频 45 年余。

【现病史】45 年前在农村下乡，有一次冬天在俱乐部开会，患者所坐地方非常凉，此后局部受寒则腰痛，伴腹部凉，尿急、尿频，偶尔尿血，时轻时重。

【查体】左 L2、L3、L4 横突压痛（＋）。

【印象】胸腰筋膜损伤。

【处置】针刀松解术（图 152）＋拔罐（图 153）。

针刀松解胸腰筋膜，并配合拔血罐。

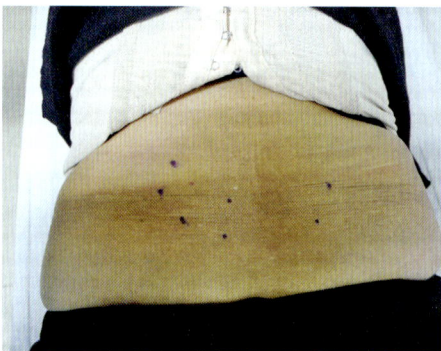

图 152　病例 67 针刀松解部位

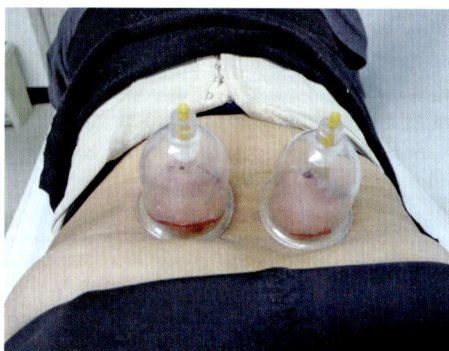

图 153　病例 67 拔罐部位

2013 年 1 月 6 日二诊：自我感觉腹部凉、腰痛、尿急尿频消失，左膝疼痛消失（治疗前左膝需保暖）。

2013 年 1 月 13 日、20 日三、四诊：诸症未作，自我感觉非常好。

病例 68 遗尿

朱某，女，19 岁，山东省潍坊市寿光人。

【就诊时间】2013 年 8 月 21 日。

【就诊地点】北京八方颈椎病研究所（北京肖德华诊所）。

【主诉】遗尿 19 年，时轻时重。

【现病史】遗尿 19 年，睡眠多，不易唤醒。每天晚上 11～12 点入睡，次日上午 8～10 点起床，多半得靠家人唤醒，唤醒后头脑昏胀，偶尔伴有头痛，自然睡醒需在上午 9 点以后。颈部不适，天气变化时遗尿即多。曾在当地医院诊治，口服中药，疗效不佳。不久前服中药时遗尿加重，半月后减轻，近半月遗尿 1 次。13 岁月经来潮，现月经不正常，每年一两次，经时腹部及腰部疼痛。

【查体】右 C2～C3 关节突关节压痛（++），双 L3 横突尖部压痛（++）。

【印象】遗尿。

【处置】针刀松解术（图 154、图 155、图 157）+ 拔罐（图 156、图 158～图 168）。

针刀松解颈腰部软组织其间配合拔血罐。治疗时，在右颈部及右腰部进行针刀松解，针下有组织滞涩感，针刀切割局部组织时明显声大音高。治疗右腰部后拔罐时出血量大且色暗。治疗后患者即感头脑清醒。

8 月 23 日二诊：晨起易唤醒，只需两三声，没有遗尿。

8 月 25 日三诊：晨起精神佳，无遗尿现象。

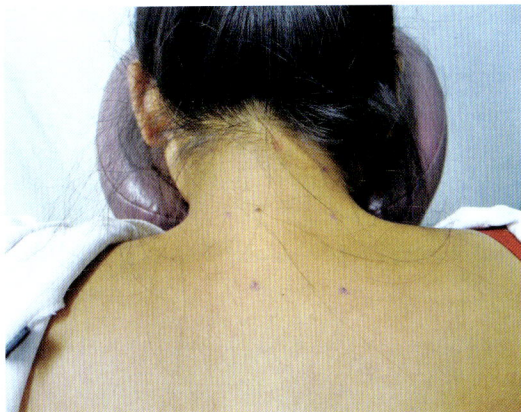

图 154 病例 68 针刀松解部位 1

8月26日四诊：遗尿消失，晨起易醒，醒后头晕及头痛现象消失。白天精力充沛，面色佳。

9月15日电话随访，回家有过2～3次遗尿，但较前轻得多，晨起易醒，精力充沛，感觉良好。

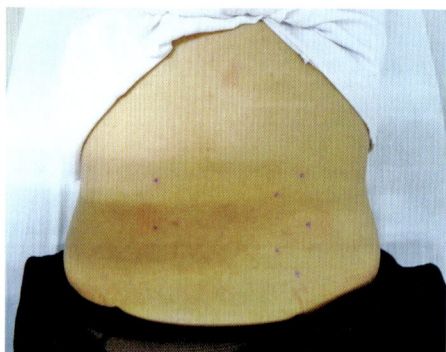
图155　病例68针刀松解部位2

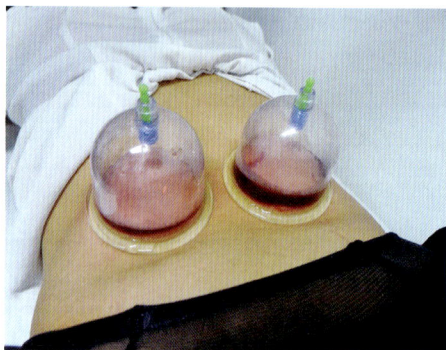
图156　病例68拔罐部位1

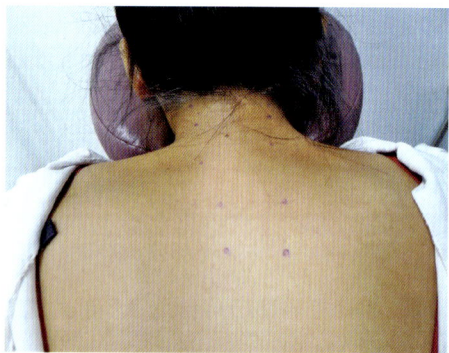
图157　病例68针刀松解部位3

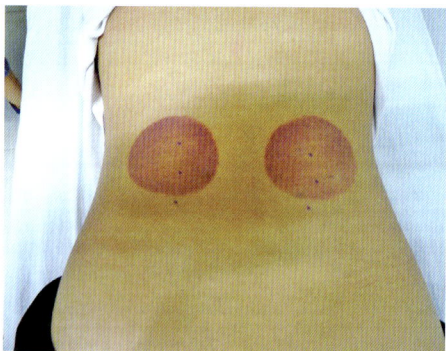
图158　病例68拔罐部位2

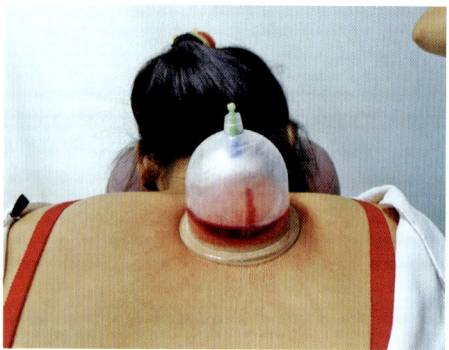
图159　病例68拔罐部位3

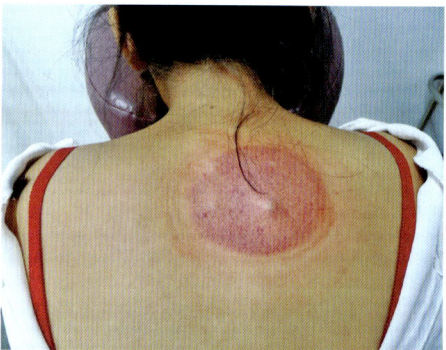
图160　病例68拔罐部位4

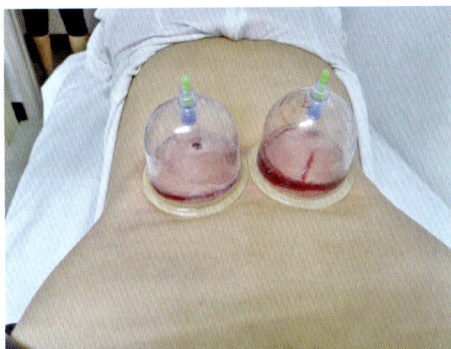

图 161　病例 68 拔罐部位 5

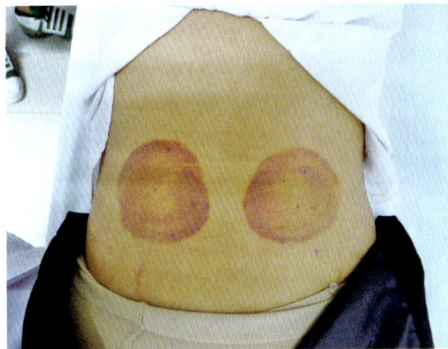

图 162　病例 68 拔罐部位 6

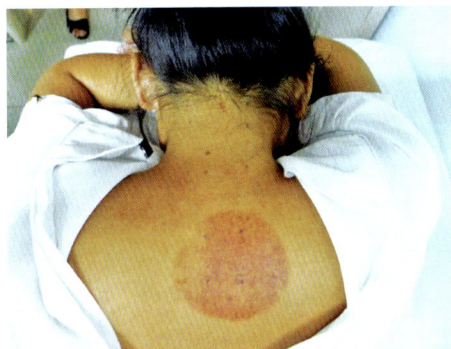

图 163　病例 68 拔罐部位 7

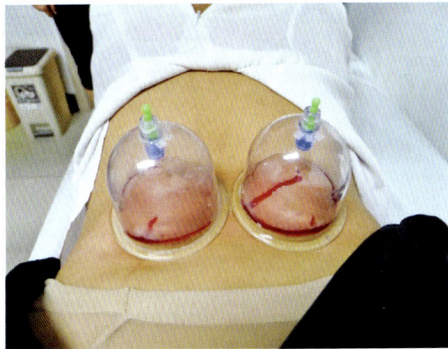

图 164　病例 68 拔罐部位 8

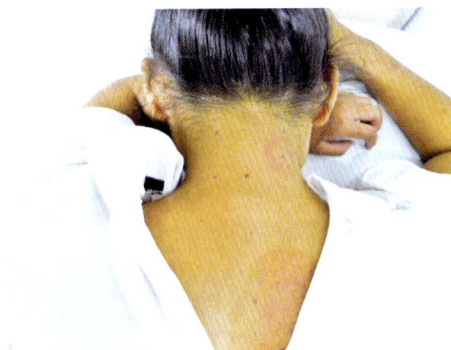

图 165　病例 68 针刀松解部位 4

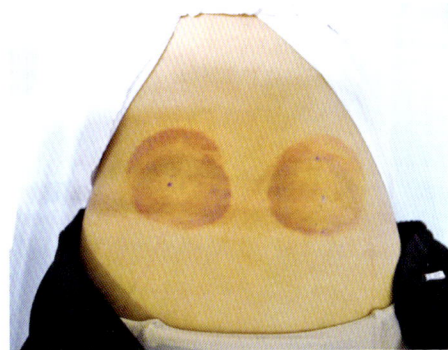

图 166　病例 68 拔罐部位 9

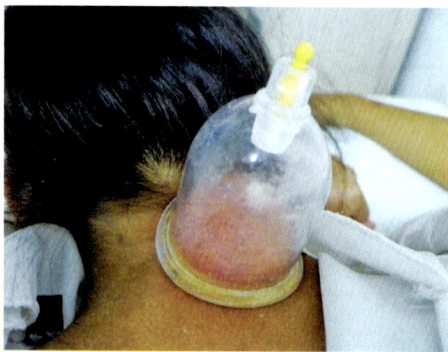

图 167　病例 68 拔罐部位 10

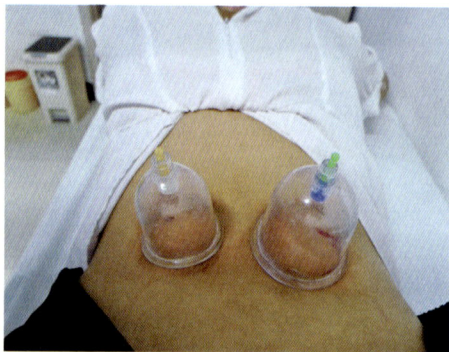

图 168　病例 68 拔罐部位 11

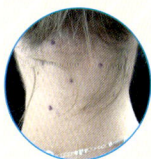

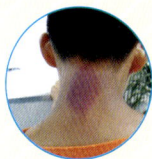

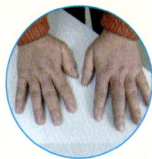

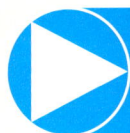

病例 69 急性乳腺炎

某女，34 岁，罗马尼亚布拉索夫市人。

【就诊时间】2009 年 10 月 27 日。

【就诊地点】罗马尼亚布拉索夫市迈都医疗中心。

【主诉】双乳胀痛难忍 1 个多月，左侧重，近 1 周加重。

【现病史】产后两月余，1 个多月前开始出现双乳疼痛，并逐渐加重，左侧更加明显，甚至夜间疼醒。本地医院除了开口服药，没有其他方法。经人介绍来诊。

【查体】望患者为痛苦面容。右乳外上象限压痛（++）、压硬（++），左乳上、外上象限压痛（+++）、压硬（+++）。

【印象】急性乳腺炎。

【处置】针刀松解术（图 169、图 170）。

针刀松解局部软组织。患者取仰卧位，刀口线与乳腺小管平行，以乳头为中心呈放射状松解。

10 月 27 日、10 月 30 日、11 月 2 日治疗双乳，针刀松解左乳时有瘀血及乳汁流出；11 月 5 日、11 月 9 日、11 月 12 日治疗左乳；11 月 20 日、11 月 27 日、12 月 4 日皆治疗双乳，治疗后患者面色红润，表情自如。共计治疗 9 次，疼痛消失，恢复正常哺乳。

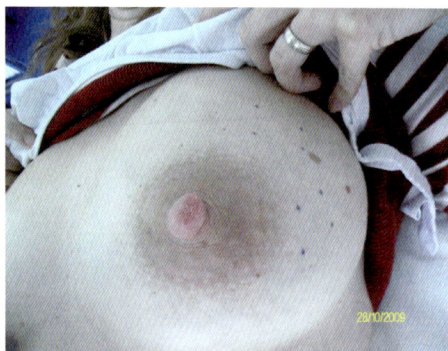

图 169　病例 69 针刀松解部位 1

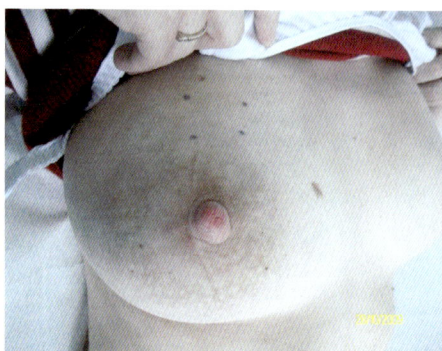

图 170　病例 69 针刀松解部位 2

病例 ⑦⓪　乳腺增生

某女，48 岁，罗马尼亚布拉索夫市人。

【就诊时间】2009 年 8 月 18 日。

【就诊地点】罗马尼亚布拉索夫市迈都医疗中心。

【主诉】双乳胀痛 5 年，时轻时重。心情抑郁。

【现病史】5 年前始觉双乳胀痛，当地医院诊断为乳腺小叶增生。近两年出现心情抑郁。

【查体】双乳外上象限有肿块，压硬（＋）。

【印象】乳腺小叶增生。

【处置】针刀松解术（图 171～图 175）。

针刀松解双乳及颈背部软组织。2009 年 8 月 18 日、24 日、27 日，共计治疗 3 次，双乳胀痛消失，肿块变软。心情抑郁基本消失。

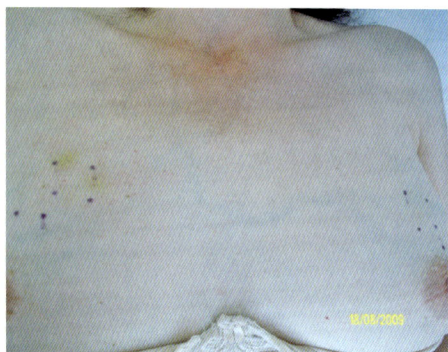

图 171　病例 70 针刀松解部位 1

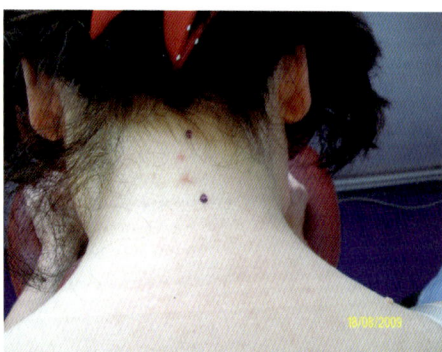

图 172　病例 70 针刀松解部位 2

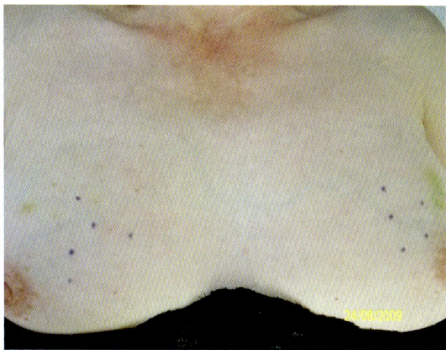

图 173　病例 70 针刀松解部位 3

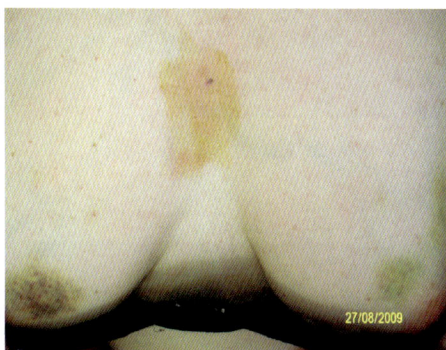

图 175　病例 70 针刀松解部位 5

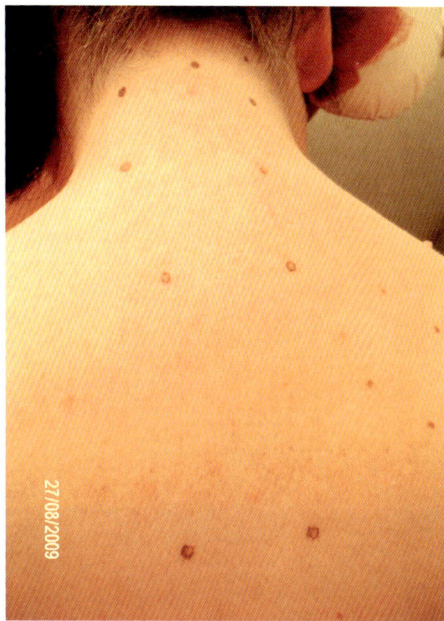

图 174　病例 70 针刀松解部位 4

病例 ⑦1　乳腺增生

张某，女，46 岁，北京市海淀区人，高级工程师。

【就诊时间】2012 年 11 月 7 日。

【就诊地点】北京八方颈椎病研究所（北京肖德华诊所）。

【主诉】双乳胀痛、乳腺增生 24 年左右，近年明显加重；易怒、抑郁。

【现病史】大学毕业时检查，即告知双乳腺严重增生。近年来明显加重，易怒、抑郁，甚至有时想自残，经常想哭；丈夫述其经常在临睡觉时突然发火，平常之事也莫名奇妙发火。

【查体】右乳外上象限压硬（+++），有 3cm×4cm 包块；左乳外上象限压硬（+），并有散在结节。

【印象】双乳腺增生。

【处置】针刀松解术（图176～图178）。

针刀松解双乳软组织。

2012年11月14日二诊：双乳胀痛明显减轻，易怒、抑郁好转，治疗后开车回家时甚至情不自禁地唱歌。

2012年11月21日三诊：双乳胀痛消失，易怒、抑郁消失。

2013年1月9日电话告知，双乳胀痛、包块消失，易怒、抑郁消失，自我感觉非常好。

2013年1月10日遇见其丈夫，告知现在情绪良好，也不发脾气了。

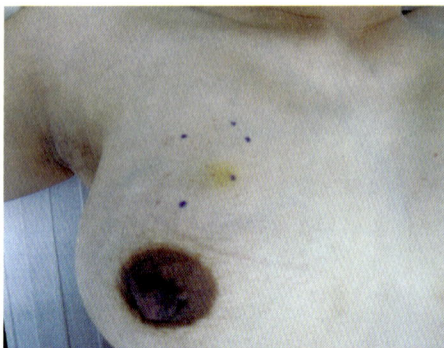

图176 病例71 针刀松解部位1

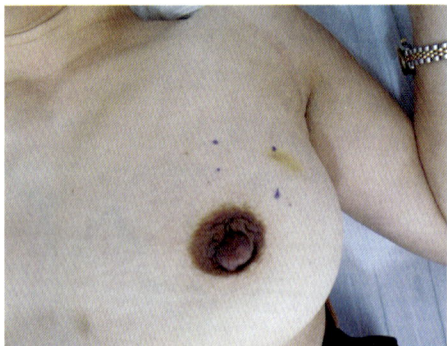

图177 病例71 针刀松解部位2

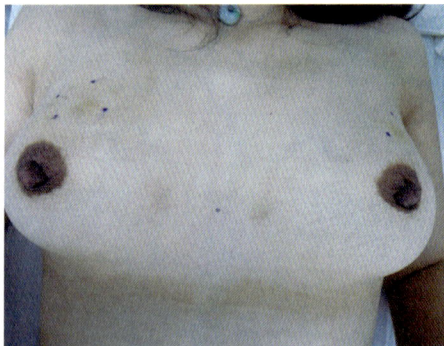

图178 病例71 针刀松解部位3

病例 72 乳腺增生术后瘢痕

某女，49岁，罗马尼亚波多善人，工程师。

【就诊时间】2010年3月10日。

【就诊地点】罗马尼亚布拉索夫市迈都医疗中心。

【主诉】双侧乳腺增生术后，发硬半年余。

【现病史】2009年6月，在罗马尼亚克鲁日市行双乳房乳腺增生手术（左6cm瘤体，右3cm瘤体），术后尚可。今年起自我感觉术后乳房的刀口瘢痕越来越硬，就诊于当地，没有办法解决。

【查体】双乳外侧术后瘢痕压硬（++），右乳头下有直径 2cm 的硬结，左乳头下有多个小结节。

【印象】双乳腺增生术后瘢痕。

【处置】针刀松解术（图 179～图 182）。

3 月 10 日进行针刀松解时，可感到所松解组织坚硬、滞涩。3 月 17 日、24 日治疗后，感觉良好。3 月 31 日～ 4 月 28 日，共计治疗 8 次，瘢痕变软，结节基本消失。

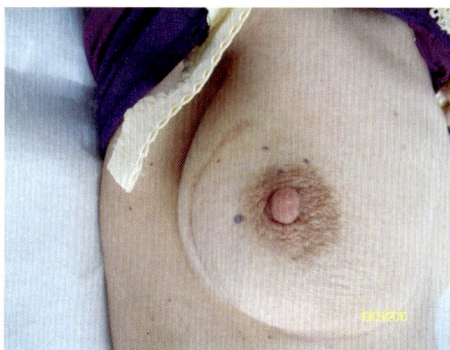

图 179　病例 72 针刀松解部位 1

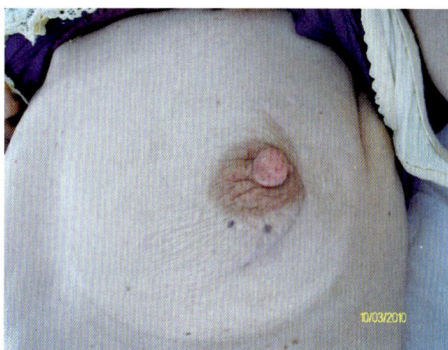

图 180　病例 72 针刀松解部位 2

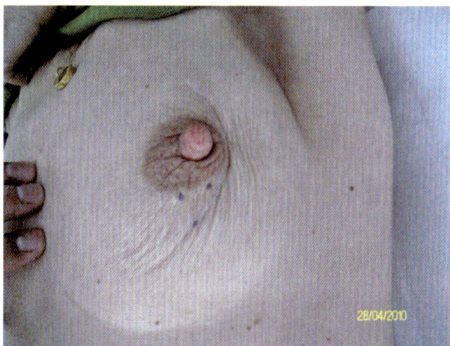

图 181　病例 72 针刀松解部位 3

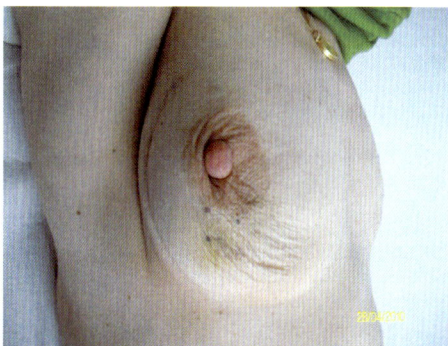

图 182　病例 72 针刀松解部位 4

病例 ⑦ 阴道炎伴腰痛

某女，48岁，山西省浑源县人。

【就诊时间】2008年11月21日。

【就诊地点】北京八方颈椎病研究所（北京肖德华诊所）。

【主诉】腰痛、阴道炎两年余。

【现病史】两年前腰痛，有阴道炎病史。

【查体】左 L2～L3 横突压痛（＋）。

【印象】腰骶筋膜损伤。

【处置】针刀松解术。

针刀松解左 L2～L3 横突尖部软组织。

1个月后告知，两年的阴道炎1次治愈。

病例 ⑦ 子宫肿瘤术后

某女，62岁，罗马尼亚布加勒斯特人，教授。

【就诊时间】2010年6月26日。

【就诊地点】罗马尼亚布加勒斯特市。

【主诉】大肠子宫肿瘤术后1周，腹胀、腹痛。

【现病史】子宫肿瘤 3.5cm×4.0cm，子宫肿瘤切除术1周，腹胀、腹痛，带引流管。

【查体】疲惫面容，在家属搀扶下走进诊室，坐下艰难。

【印象】子宫肿瘤术后。

【处置】针刀松解术（图183～图189）。

针刀松解背部软组织。针刀治疗后，坐下时不再费力。

7月3日～7月31日，共治疗6

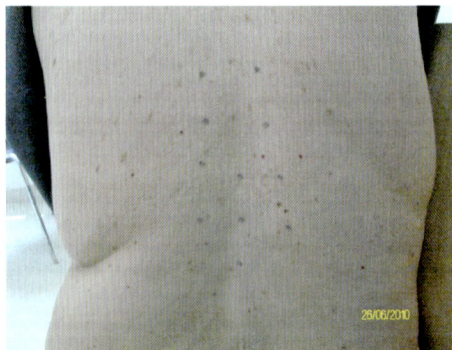

图183 病例74针刀松解部位1

次，倦怠面容消失，面色转佳，腹胀、腹痛消失，刀口愈合良好。

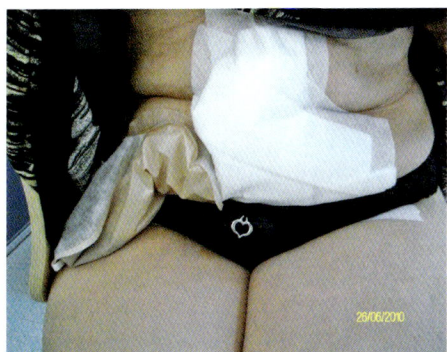

图 184　病例 74 针刀松解部位 2

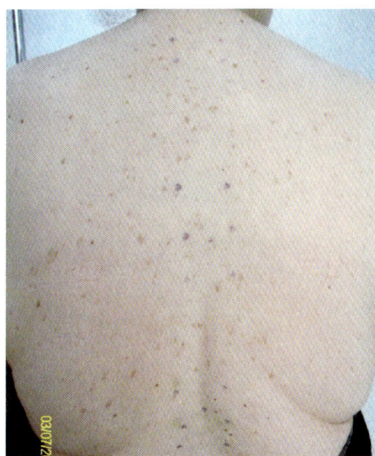

图 185　病例 74 针刀松解部位 3

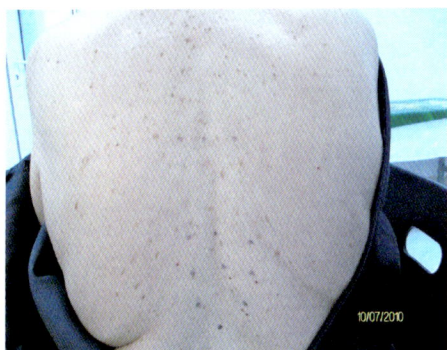

图 186　病例 74 针刀松解部位 4

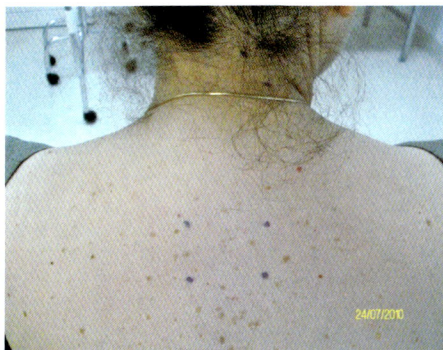

图 187　病例 74 针刀松解部位 5

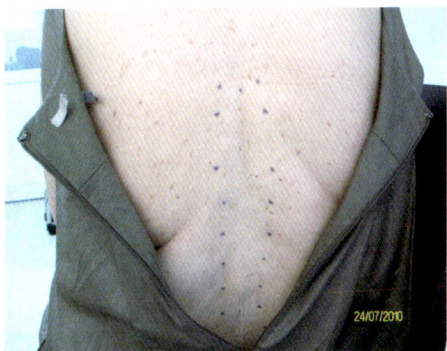

图 188　病例 74 针刀松解部位 6

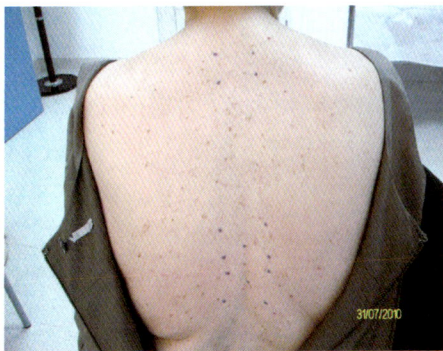

图 189　病例 74 针刀松解部位 7

病例 75 痛经

薛某，女，44 岁，北京市大兴区某企业经理。

【就诊时间】2007 年 12 月 21 日。

【主诉】痛经 30 余年。

【现病史】痛经 30 余年，每月 20 日开始失眠，出现恐惧感，至 29 日月经来潮，再到下个月 3 日或 4 日恢复。30 多年雷打不动，曾在北京某中医院连续服中药 200 剂，没有改善。四处求医无功而返，对治疗几乎丧失信心，后经人介绍来诊。

【查体】双 L3 横突压痛（＋），右重。

【印象】顽固性脊源性痛经。

【处置】针刀松解术。

针刀松解双侧 L3 横突尖部后，腹痛立减。

2007 年 12 月 27 日二诊：腹痛明显减轻，睡眠有所改善。

2008 年 3 月 20 日三诊：针刀松解双承山穴，患者每次月经来潮即感膝关节至小腿发胀。

2008 年 3 月 27 日电话告知，痛经明显改善，失眠已纠正，每晚 9∶30 则必须入睡，感觉良好。

2008 年 5 月 21 日四诊：月经来潮时仍感胃痛，腹痛消失。针刀松解右侧 L3 横突时患者听到"咔"的一声，胃部随即松弛，胃痛止。

2008 年 5 月 29 日五诊：诉右脐痛，针刀松解天枢穴，治疗后痛止。

2008 年 10 月 21 日电话随访时，患者告知，诸症消失。

🔗 知识链接

针刀治疗顽固性脊源性痛经的作用机制

第 3 腰椎横突的尖部是胸腰筋膜中层的附着点，该筋膜是筋膜网络的重要组成部分，腰及骶部的筋膜、韧带都与其有直接或间接的联系。在这些筋膜、韧带中往往行走着神经、血管，因个体发育情况不同，有的神经、血管在筋膜内穿行时受到卡压，尤其在女性的月经来潮时，盆腔血管充盈，体积增大，卡压加重。神经传导速度变慢，血管管径变细，血液流速减慢，代谢产物堆积即产生痛经。即中医学所说的"通则不痛，痛则不通"。月经后期血管充盈消退，卡压解除，血管管径相应变大，代谢产物堆积得以扩散，痛经则消失。

病例 76 子宫肿瘤术后

某女，40 岁，罗马尼亚久尔久市人。

【就诊时间】2010 年 6 月 12 日。

【就诊地点】罗马尼亚布加勒斯特市。

【主诉】肝肿大，子宫肿瘤术后。

【现病史】今年 2 月行子宫肿瘤手术，发现肝肿大（肿瘤）4.8cm×5.0cm，化疗中。

【查体】疲惫面容，眼圈发黑。无其他阳性体征。

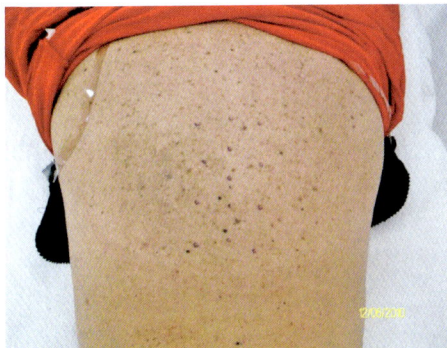

图 190　病例 76 针刀松解部位 1

【印象】肿瘤术后。

【处置】针刀松解术（图 190、图 192、图 193）＋拔罐（图 191、图 194）。

针刀松解背部软组织，并配合拔血罐。

6 月 19 日二诊：黑眼圈两天后消失，自我感觉肝区胀痛减轻，周身乏力感

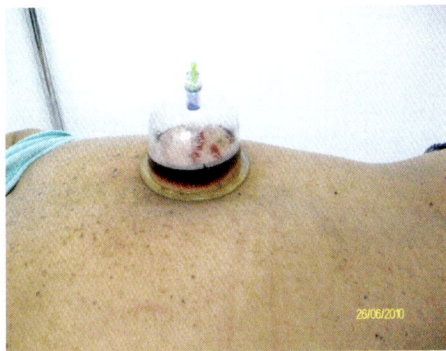

图 191　病例 76 针刀松解部位 2

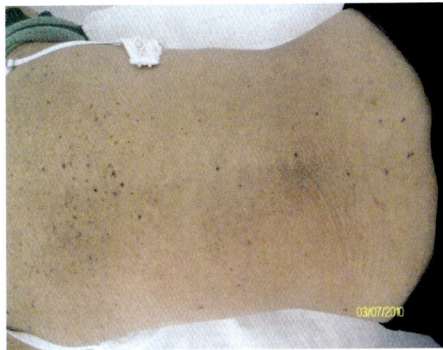

图 192　病例 76 针刀松解部位 3

减轻明显。

6月26日三诊：面色转佳，面色黑斑明显减少。针刀松解后拔罐，先是出血色淡，继之出血色紫黑。

7月3日、10日四、五诊：面色佳，疲倦感明显减轻。

7月17日六诊：体力改善明显，肝区时有不适。肺部发现肿瘤 1.5cm×2cm，化疗进行中。

7月24日七诊：两胁胀痛不适。

7月31日八诊：两胁胀痛仍有，疲倦感消失，面有光泽。自我感觉良好。

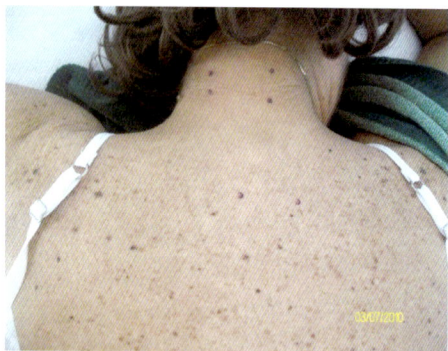

图 193 病例 76 针刀松解部位 4

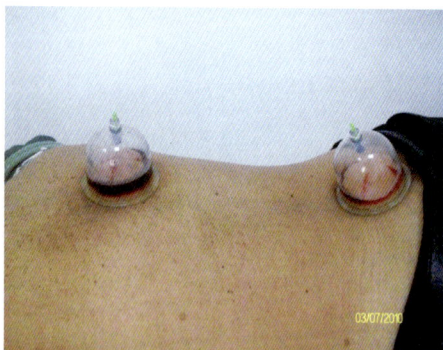

图 194 病例 76 针刀松解部位 5

病例 ⑦ 不孕

虞某，女，35 岁，网络工程师。

【就诊时间】2012 年 12 月 2 日。

【就诊地点】北京八方颈椎病研究所（北京肖德华诊所）。

【主诉】腰痛 3 年余，婚后 6 年不孕。

【现病史】腰部不适多年，近 3 年出现腰痛，曾在按摩院用泰式按摩后腰痛加重。婚后 6 年不孕。

【查体】面色白，唇色淡暗。L2～L3 压痛（++），双侧 L3 横突压痛左（+）、右（++）。

【印象】不孕（胸腰筋膜中层损伤）。

【**处置**】针刀松解术（图 195）。

针刀松解腰部软组织。

12 月 2 日～25 日，共计治疗 3 次，腰痛基本消失。

2013 年 8 月 13 日，其母通过朋友转告，女儿已经怀孕 3 个月，保胎成功，甚喜，再次表示感谢。

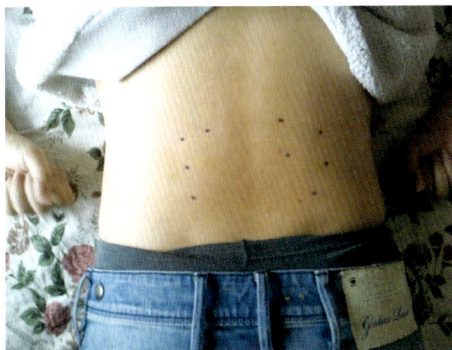

图 195　病例 77 针刀松解部位

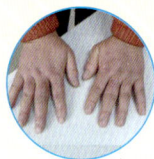

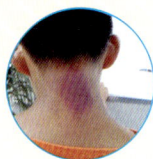

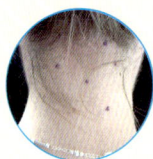

病例 78 脑瘫

男婴，8 个月，罗马尼亚康斯坦察市人。

【就诊时间】2010 年 5 月 1 日。

【就诊地点】罗马尼亚布加勒斯特市。

【主诉】（其母述）肢软，不能翻身。

【现病史】出生时难产，不会笑，不能翻身。

【查体】左侧肢体软，抓拿物品时上肢旋后。

【印象】脑瘫。

【处置】针刀松解术（图 196、图 197）。

针刀松解颈背部软组织。

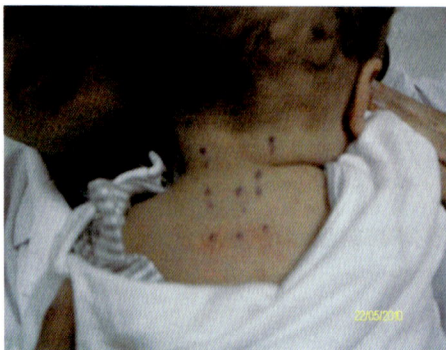

图 196 病例 78 针刀松解部位 1

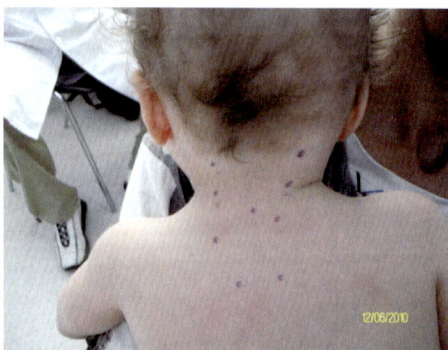

图 197 病例 78 针刀松解部位 2

5月8日二诊：治疗前不会笑，治疗后会笑了，能够右侧翻身。

5月22日、6月12日三、四诊：各种反应较前灵敏。以前口服两种药物停一种，另一种减半，可以右侧翻身，仰卧位可翻身，但俯卧位时不能翻身。颈部较前坚挺，此前颈部发软。较治疗前笑容明显增加，特别是第三次治疗后更加明显，现在睡觉明显好转。

病例 79 颈椎病（外伤性）

某男，5岁，罗马尼亚布加勒斯特市人。

【就诊时间】2010年6月19日。

【就诊地点】罗马尼亚布加勒斯特市。

【主述】右肩疼痛1年余，右手不能旋转、抓拿东西。

【现病史】1年半前车祸，导致右肩疼痛，当地医院诊治疗效不佳。现患儿右肩疼痛伴右手无力及做旋转动作困难。

【查体】右C2～C5棘突旁开2cm压痛（＋）。

MRI示右C3～C7硬膜囊前水肿（图198～图201）。

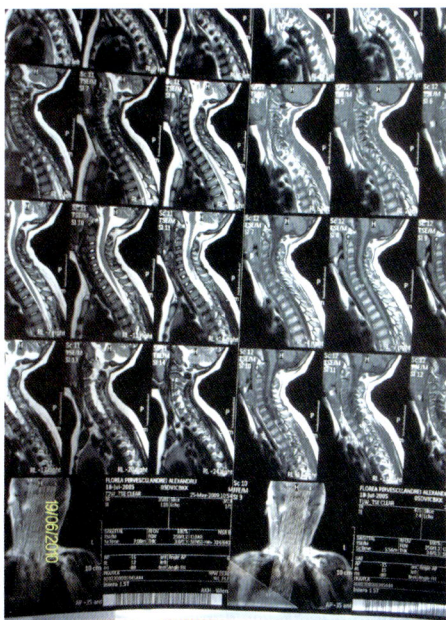

图198　病例79 MRI图像1

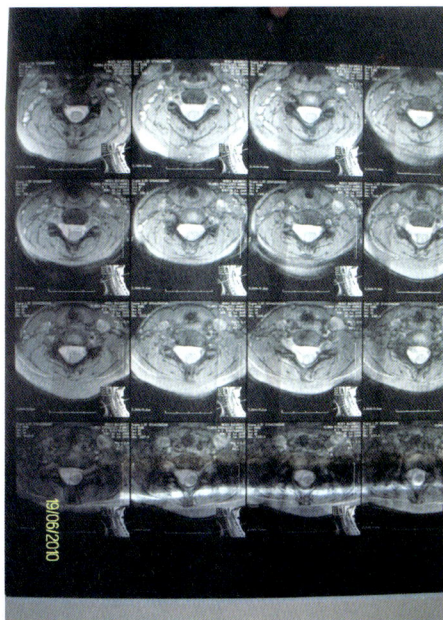

图199　病例79 MRI图像2

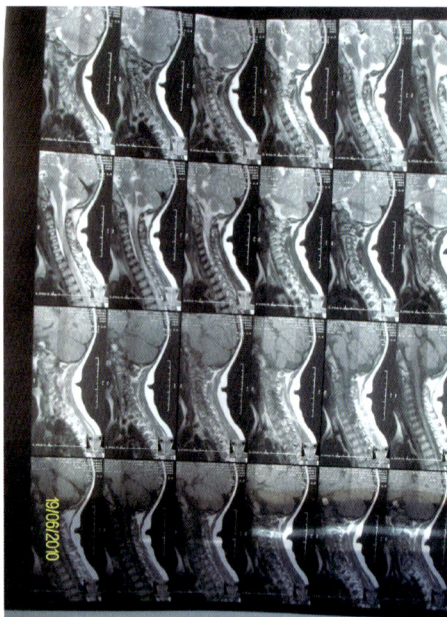

图 200　病例 79 MRI 图像 3

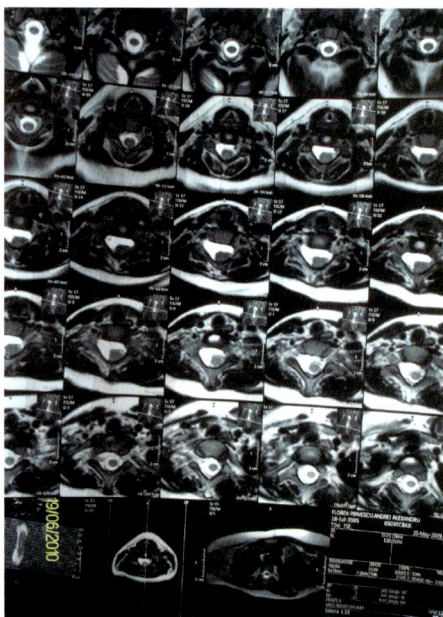

图 201　病例 79 MRI 图像 4

【印象】颈椎病（外伤性）。

【处置】针刀松解术（图 202）。

针刀松解颈部软组织。

2010 年 6 月 19 日、6 月 26 日、7 月 3 日，每日治疗 2 次，之后右手可旋转。7 月 10 日治疗 3 次后，右手可抓东西。7 月 17 日治疗后，右手可拿铲子铲沙子。至 7 月 24 日，共计治疗 6 次，患儿可攀爬攀登网，家长述动作灵活。

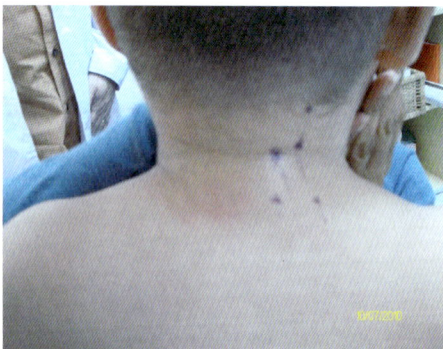

图 202　病例 79 针刀松解部位

【按语】因车祸致颈部软组织损伤，表现为右上肢无力，以及右手不能旋转、不能抓拿物品等，其病因是筋膜等软组织的损伤，组织液渗出致使颈椎椎管内水肿而狭窄，机械性压迫神经根袖等导致上述症状的出现。针刀松解颈部软组织，使局部紧张的软组织张力降低，促使损伤组织修复，因椎管周围软组织逐渐修复，间接地使椎管内循环得以改善，从而达到治疗目的。

病例 ⑧ 书写功能障碍

某男，9 岁，罗马尼亚布拉索夫市人，学生。

【就诊时间】2009 年 8 月 21 日。

【就诊地点】罗马尼亚布拉索夫市迈都医疗中心。

【主述】不能写字。

【现病史】不能写字，即写字时手不听使唤。

【查体】无阳性体征。

【印象】儿童书写功能障碍。

【处置】针刀松解术（图 203）。

针刀松解颈部软组织。

2009 年 9 月 11 日～ 12 月 12 日，共计治疗 6 次，现在可以自行写字。

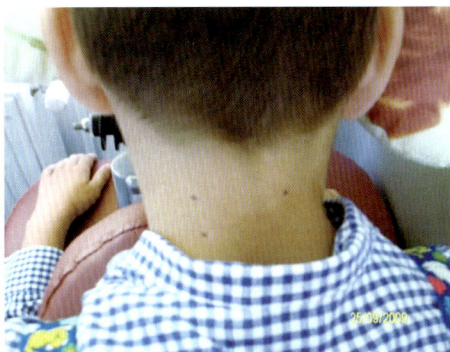

图 203　病例 80 针刀松解部位

病例 ⑧ 视力减退

某女，12 岁，罗马尼亚布加勒斯特市人。

【就诊时间】2010 年 3 月 20 日。

【就诊地点】罗马尼亚布加勒斯特市。

【主诉】视力减退 3 个多月。

【现病史】视物不清 3 个多月，看书时字母看不清。其母是医生，经朋友介绍来诊。

【查体】双枕鳞压痛（＋），右 C2 ～ C5 关节突关节压痛（＋＋）、压硬（＋＋）。

【印象】视力减退（颈源性）。

【处置】针刀松解术（图 204 ～图 209）。

针刀松解颈部软组织。

3 月 27 日二诊：视力改善，以前同样距离看不清同学，现在可看清。

4 月 10 日三诊：视力改善明显。

4月17日、4月24日、5月1日，共治疗6次，视力明显改善，视物清晰，感觉良好。

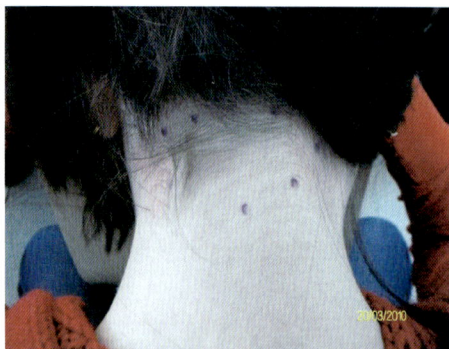

图 204　病例 81 针刀松解部位 1

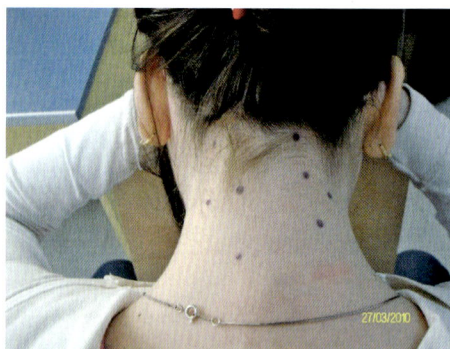

图 205　病例 81 针刀松解部位 2

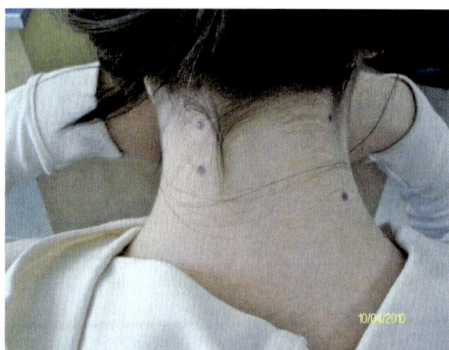

图 206　病例 81 针刀松解部位 3

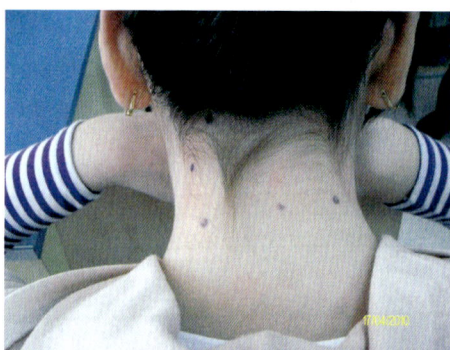

图 207　病例 81 针刀松解部位 4

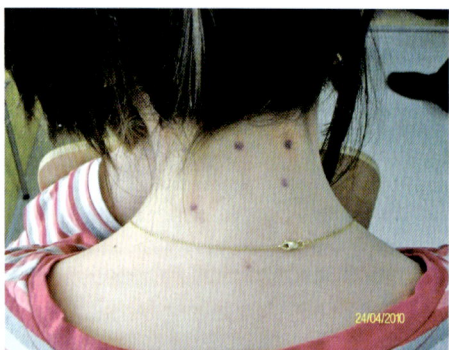

图 208　病例 81 针刀松解部位 5

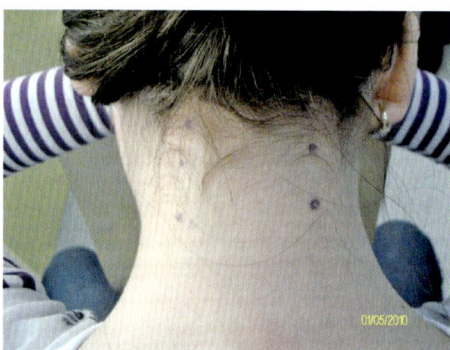

图 209　病例 81 针刀松解部位 6

病例 ⑧② 脑瘫

某女，12岁，德国人。

【就诊时间】2009年8月19日。

【就诊地点】罗马尼亚布拉索夫市迈都医疗中心。

【主诉】左侧肢体不灵活，出生后即如此。

【现病史】据其阿姨介绍，患儿是德国人，暑假来罗马尼亚度假，听说有中国教授出诊，特来诊治。患儿脑瘫，走路时左下肢跛行，但不重；左上肢无力，不能拿重物。在德国曾做过治疗，有所改善。

【查体】左手明显小于右手，其握力弱（图210）；左脚走路时内翻，跛行。

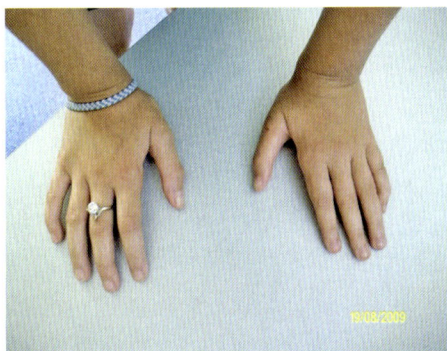

图210　病例82左右手对比

【印象】脑瘫。

【处置】针刀松解术（图211～图218）。

针刀松解颈部软组织。

2009年8月19日～9月3日，治疗后回德国上学，自我感觉良好，左下肢走路有力，行走时也可看出走路协调，跛行改善；左手握力增强。

2009年10月26日又请假来罗马尼亚继续治疗。10月29日～11月12日，

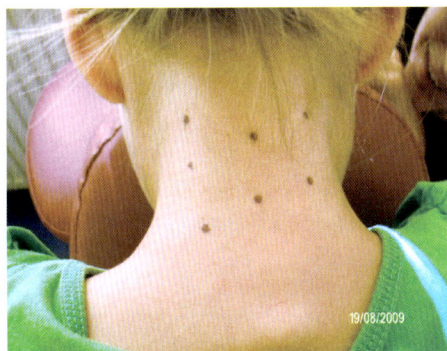

图211　病例82针刀松解部位1

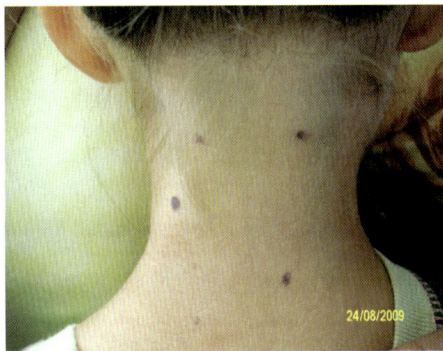

图212　病例82针刀松解部位2

共计治疗10次，患儿自我感觉走路有力，跛行已经不明显，外人几乎看不出来跛行；左上肢握力明显增大，可拿起一大瓶香槟酒，明显长高（图219），自己及家人非常高兴。

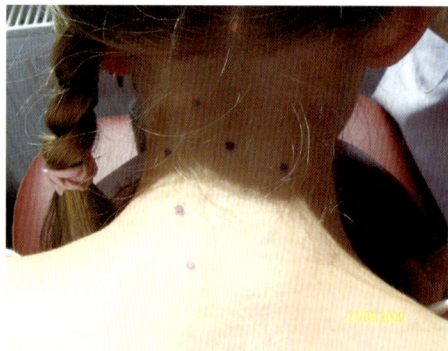

图213　病例82 针刀松解部位 3

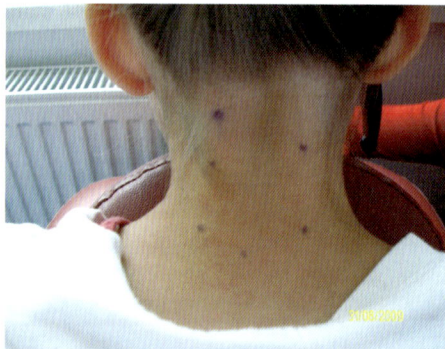

图214　病例82 针刀松解部位 4

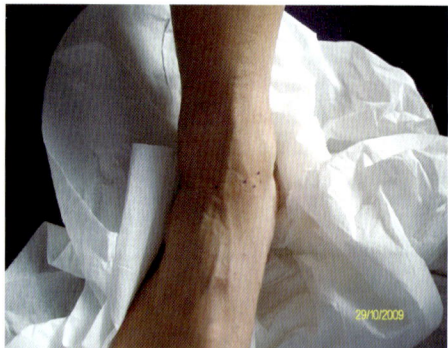

图215　病例82 针刀松解部位 5

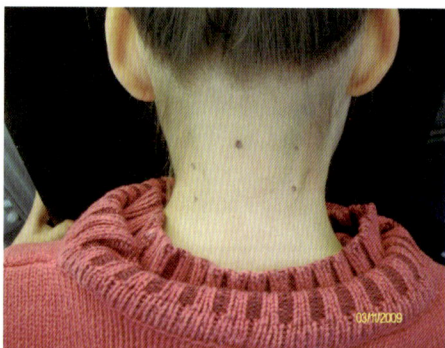

图216　病例82 针刀松解部位 6

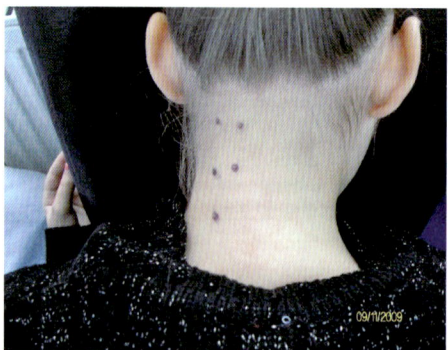

图217　病例82 针刀松解部位 7

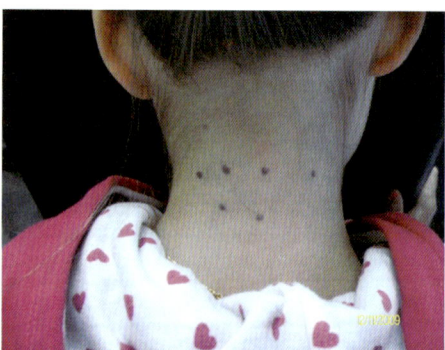

图218　病例82 针刀松解部位 8

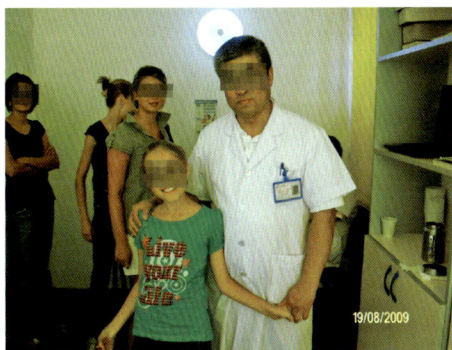

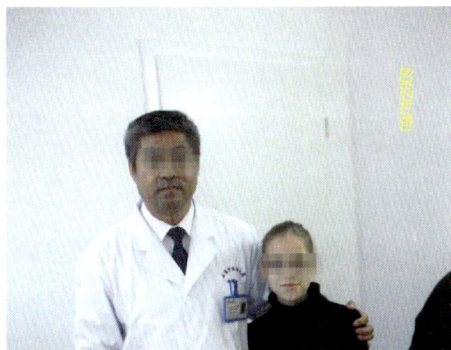

图 219　患者明显长高（治疗前后对比）

病例 ⑧③　脑积水

某女，13 岁，罗马尼亚布拉索夫市人，学生。

【就诊时间】2009 年 9 月 29 日。

【就诊地点】罗马尼亚拉索夫市迈都医疗中心。

【主诉】头部不适、头痛、恶心、嗜睡 1 个月余。

【现病史】2009 年 8 月中旬，患者被另一个孩子打伤脑部。此后感觉不适，偶有头痛，恶心，嗜睡。8 月 21 日核磁共振检查，诊断为蛛网膜囊肿和水囊瘤，厚 0.4mm（图 220），神经检查正常。住院用可的松治疗 5 天，3～4 个星期后效果较好。之后病情恶化，偶尔右眼疼痛，甚至出现重影，9 月 24 日做第二次核磁共振检查，结果显示水囊瘤扩大，达到 1.8mm 厚（图 221）。因拒绝手术来诊。

【查体】颈枕部无异常。

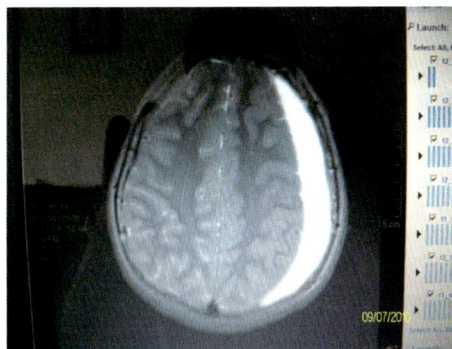

图 220　病例 83 影像学检查 1

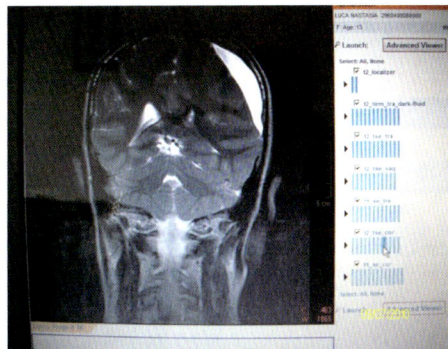

图 221　病例 83 影像学检查 2

MRI 示左脑水肿。

【印象】脑积水。

【处置】针刀松解术（图 222）。

针刀松解颈部软组织。

2009 年 11 月 24 日，进行第三次核磁共振检查（图 223），结果显示病情已经稳定，水囊瘤厚 1.7mm，偏离大脑中线 2～3mm，达到临床治愈。患者开始了正常学习和生活，只是偶尔前半脑部左侧有压迫感，有时有疼痛感，只持续几分钟，头部突然移动时会有短暂性头痛。前后共计治疗 13 次，脑部不适、头痛、恶心及嗜睡等症状基本消失。

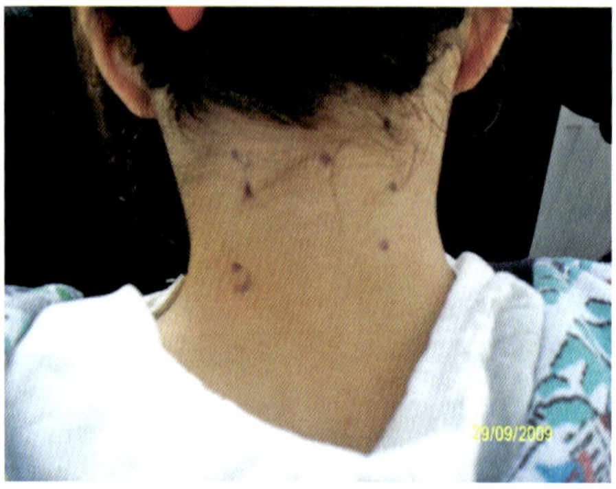

图 222　病例 83 针刀松解部位

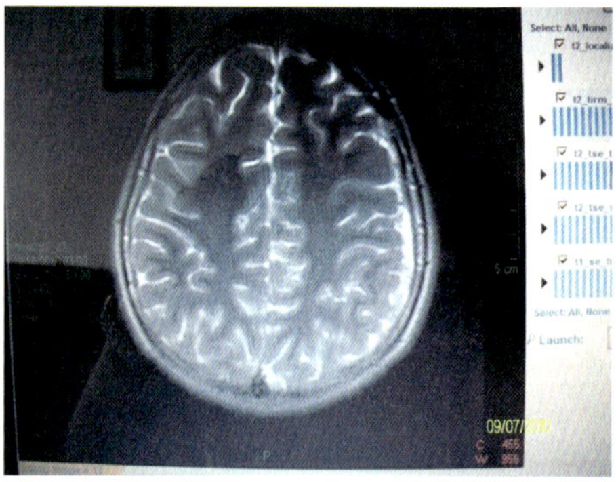

图 223　病例 83 影像学检查 3

以下是患者母亲写的病例翻译稿：

在 8 月中旬，我的女儿被另一个孩子打伤了脑部。她感觉很难受，好几次头痛，恶心，嗜睡。通过核磁共振检查（8 月 21 日）被诊断出患有蛛网膜囊肿和水囊瘤，有 0.4mm 厚，神经检查正常。

她已经住院治疗 5 天了，用了可的松，3～4 个星期后她感觉越来越好。但是后来她的病情恶化了，眼睛的毛病又犯了，偶尔右眼睛疼还会有重影。所以只好在第一次核磁共振做完 5 个星期之后又做了第二次核磁共振检查（9 月 24日）。这次的结果是水囊瘤扩大了，达到了 1.8mm 厚。医生决定立即采取手术，但是我拒绝了。一个中医开始用针刀给她治疗，她从 10 月一直到 11 月一共接受了 13 个疗程（次）的治疗，最后所有的症状都没了。

11 月 24 号她做了第三次核磁共振，结果显示病情已经稳定下来了，水囊瘤 1.7mm 偏离大脑中线 2 ~ 3mm，临床上讲她已经没事了，并且开始了正常的学习和娱乐生活。但是偶尔她还是感觉她的前半脑部左侧有压迫感，有时还会有几分钟的疼痛感，她只有头部有突然移动时会有短暂的头痛。

负责她的医生是个儿科神经外科医生，建议做手术。但是他似乎并不十分确定该怎么做。对包囊做手术是必要的，或者做排水，或者更简单一点，不碰包囊不做排水来拉长水囊瘤，但是她一感觉好一点儿我就推迟了这个手术，小心地照顾她，等待着更好的进展。

2010 年 1 月开始，她接受了一个罗马尼亚医生的建议开始进行了治疗，主要是用植物的药理进行治疗。2010 年 6 月她做了第四次核磁共振，结果显示治疗进展良好，问题已经解决了将近 50% ~ 60%，但是诊断出了新的疾病，从水囊瘤引出了血肿（在大脑周围的液体中发现了血液）。女孩现在身体还可以，感觉还好。

病例 84 脑瘫后遗症

某男，11 岁，山西省稷山县人。

【就诊时间】2013 年 07 月 07 日。

【就诊地点】北京八方颈椎病研究所（北京肖德华诊所）。

【主诉】颈部歪斜，行走困难、口水多 11 年。

【现病史】出生后发现脑瘫，1 岁左右会说话，但言语不清。7 岁前行走时易向后倒，经常磕到头后部。智力正常，数学考试在全镇曾获第一名，语文因手写慢而成绩差。来诊时口水多，颈部歪斜，行走时腹部前凸、双下肢内旋、双脚内扣。

【查体】无阳性体征，无检查资料。

【印象】脑瘫后遗症。

【处置】针刀松解术（图 224 ~ 图 227，图 229 ~ 图 231）+ 拔罐（图 228）。针刀松解颈部软组织，并配合拔血罐。

治疗 3 次后口水明显减少，治疗 5 次后口水消失，双下肢内旋减轻，双脚内扣改善，治疗 10 次后口水消失，说话明显清楚，站立时双脚内扣消失，颈及腰部较前挺立。家长甚为高兴。

8 月 11 日第 11 次治疗，身高明显增高，其叔述以前侧着身子脚横着踩台阶下楼，现在可以扶着扶手像正常人一样下台阶；行走时以前只能脚尖着地，挺腹上身后仰且经常摔倒，现在足跟可着地，双下肢双足内旋内扣现象已经明显改善。昨天一人独自走了约 3km 路，其叔电话告知患儿奶奶，患儿奶奶简直不敢相信。

前后累计治疗 14 次，流涎消失，双下肢内旋及双足内扣明显减轻，行走时足跟可以着地，一次可行走约 3km。

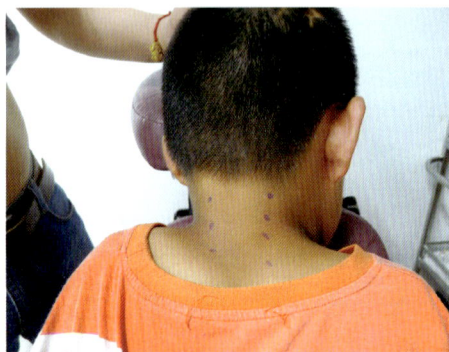

图 224　病例 84 针刀松解部位 1

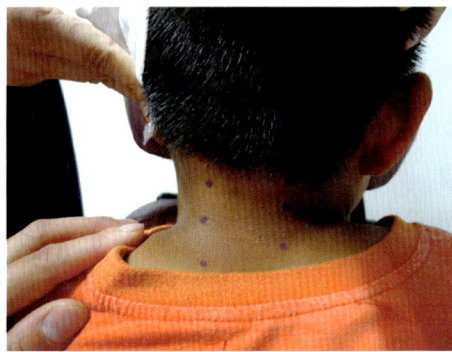

图 225　病例 84 针刀松解部位 2

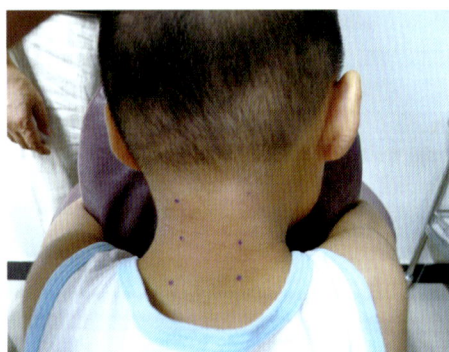

图 226　病例 84 针刀松解部位 3

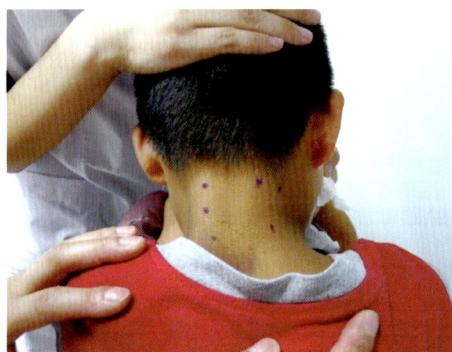

图 227　病例 84 针刀松解部位 4

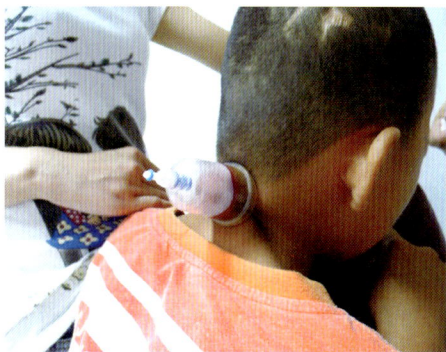

图 228　病例 84 拔罐部位

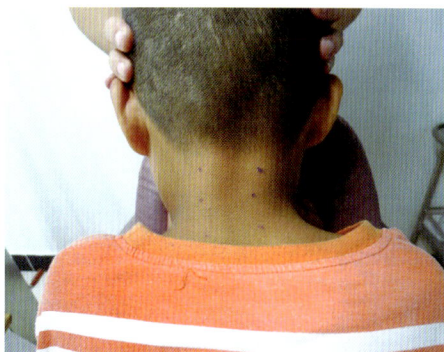

图 229　病例 84 针刀松解部位 5

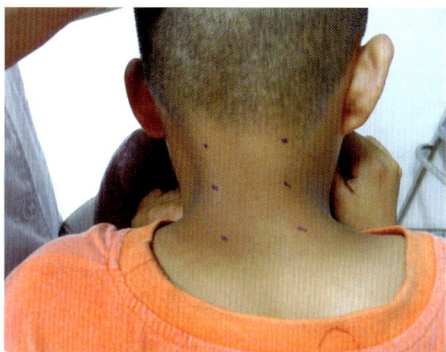

图 230　病例 84 针刀松解部位 6

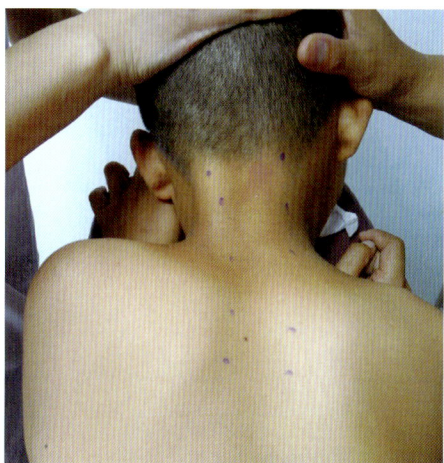

图 231　病例 84 针刀松解部位 7

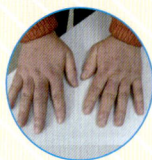

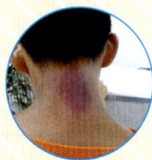

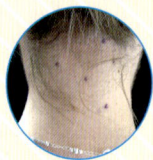

五官科疾病

病例 ⑧⑤ 扁桃体炎

刘某，女，45岁。

【**就诊时间**】2008年3月21日。

【**就诊地点**】北京八方颈椎病研究所（北京肖德华诊所）。

【**主诉**】咽喉部肿痛40余年，加重1年。

【**现病史**】自儿时起即感觉咽喉经常疼痛。每年少则三四次，多则每月1次，曾在当地医院就诊，诊为扁桃体炎、扁桃体肿大，令其手术切除，患者不接受手术。1986年生育后，咽喉部疼痛缓解两年余，两年后咽喉部仍旧疼痛并有咽喉部异物感。至2006年秋天止，每遇感冒时明显加重并伴有颌下肿痛，咽喉部异物感明显加重，伴右耳下、下颌部肿痛、胀硬，颈部不适。

【**查体**】望诊：张口见双侧扁桃体明显肿大，右重。触诊：双侧颌下淋巴结肿大，右重。面色晦暗。

【**处置**】针刀松解术。

令患者取坐位，坐在高靠背椅子上，头后仰枕在椅背上，张大口令其伸出舌头，医者左手拿纱布牵拉舌头，右手持3号直径0.8mm的针刀，刺咽喉壁（腭舌弓与腭咽弓之间）左右各3～4针刀，随即吐出黑血，用一次性纸杯接血，吐出5～15mL瘀血。局部肿胀的扁桃体，采用3号针刀直刺2～3次。

2008年4月7日二诊：双侧颌下淋巴结变软，面色变红。

至 2008 年 4 月 25 日，共治疗 3 次。咽喉部肿痛、咽喉部异物感消失，双侧颌下淋巴结变软。

2013 年电话随访，自从上次治疗后诸症消失，未复发。

【注意】针刺后患者会吐出黑色瘀血，多少不恒定。

知识链接

针刀治疗慢性扁桃体炎的作用机制

发生炎症时，局部组织处在一个囊性的高压力、高张力环境下，炎性局部组织体积增大，使进出其中的神经、血管（静脉为主）受到卡压（因为进出任何组织的神经、血管皆是斜穿组织壁），血液流速减慢，代谢产物堆积，从而产生临床症状。针刀治疗后，局部组织的高压力、高张力迅速降低，血液流速加快，代谢产物堆积得以扩散，临床症状迅速消除。

病例 86 慢性咽炎

张某，男，中央人民广播电台技术部职员。

【就诊时间】2007 年 5 月 2 日。

【就诊地点】北京八方颈椎病研究所（北京肖德华诊所）。

【主诉】咽喉部疼痛 10 余年，睡眠欠佳。

【现病史】10 余年前因感冒而致咽部不适，此后即感觉咽喉部有异物、咽喉发痒，经常欲咳。曾在北京多家医院诊治，收效甚微，经朋友介绍来诊。

【查体】面色晦暗，精神欠佳。

【印象】慢性咽炎。

【处置】针刀松解术。

令患者取坐位，坐在高靠背椅子上，头后仰枕在椅背上，张大口伸出舌头，医者左手拿纱布牵拉舌头，右手持 3 号直径 0.8mm 的针刀，刺咽喉壁（腭舌弓与腭咽弓之间）左右各 3 ～ 4 针刀，随即吐出 5 ～ 15mL 瘀血。

针刀治疗后 10 分钟左右，患者面色转红，自我感觉咽喉部舒适、轻松。

2007 年 5 月 30 日二诊：咽喉部异物感、咽喉发痒、经常欲咳等症状消失。

病例 ⑧⑦ 上眼睑下垂

某男，22 岁，罗马尼亚布拉索夫市人。

【就诊时间】2009 年 12 月 14 日。

【就诊地点】罗马尼亚布拉索夫市迈都医疗中心。

【主诉】不明原因双上眼睑下垂 5 年。

【现病史】5 年前始觉双上眼睑无力，并逐渐加重，曾在罗马尼亚、德国及意大利等诊治无效，经人介绍来诊。

【查体】个子高，体瘦弱，呈无力型体态，颈项部偏长。

【印象】上眼睑下垂（颈椎病但无颈部症状）。

【处置】针刀松解术。

针刀松解颈部软组织。

2009 年 12 月 14 日～2010 年 4 月 21 日，共计治疗 9 次，症状明显改善。

病例 ⑧⑧ 鼻炎

某男，33 岁，罗马尼亚九尔九市人。

【就诊时间】2010 年 7 月 3 日。

【就诊地点】罗马尼亚布加勒斯特市。

【主诉】鼻不通气 15 年。

【现病史】鼻阻塞不通 15 年，今年 2 月在德国做手术，症状没有改变。肝肿大，胆囊功能低下，腰痛，开车时要倾斜身体，吃黄瓜恶心。

【查体】左 C2 棘突两侧压痛左（++）、右（+），左 C1～C2 关节突关节压痛（+）。

【印象】鼻炎。

【处置】针刀松解术（图 232、图 233）。

针刀松解颈背部软组织。颈部治疗后，鼻塞即通。

7 月 10 日、17 日二、三诊：鼻塞明显减轻。

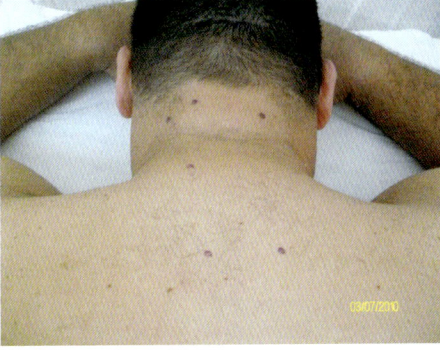

图 232　病例 88 针刀松解部位 1

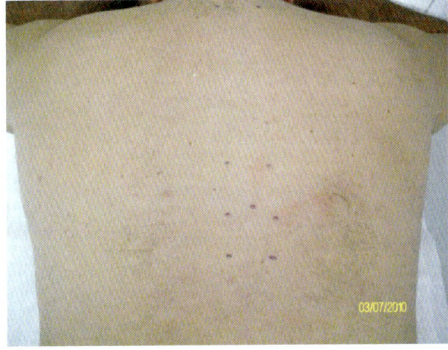

图 233　病例 88 针刀松解部位 2

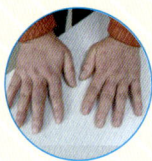

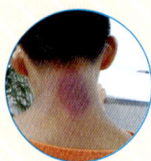

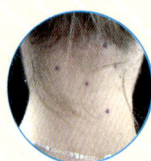

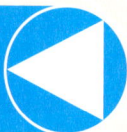

病例 89 脂溢性皮炎

某女，29 岁，罗马尼亚布加勒斯特人，飞行员。

【就诊时间】2010 年 6 月 26 日。

【就诊地点】罗马尼亚布加勒斯特市。

【主诉】头发出油，月经量多，白带味大，多年（具体年限不详）。

【处置】针刀松解术（图 234 ～图 236）。

针刀松解颈部、背部及腹部软组织。

前后共计治疗 12 次，头发出油明显改善，月经正常，白带异味消失。

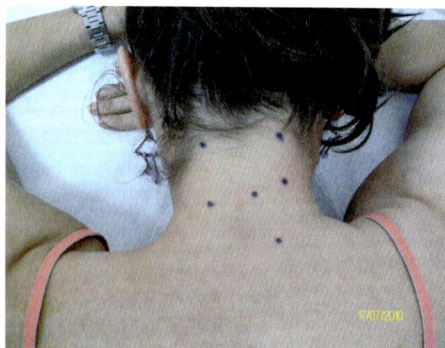

图 234 病例 89 针刀松解部位 1

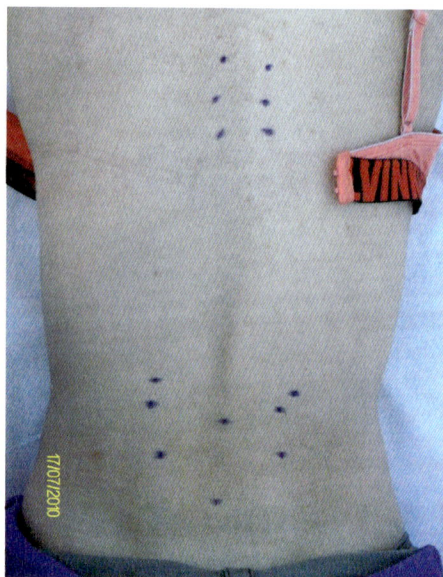

图 235 病例 89 针刀松解部位 2

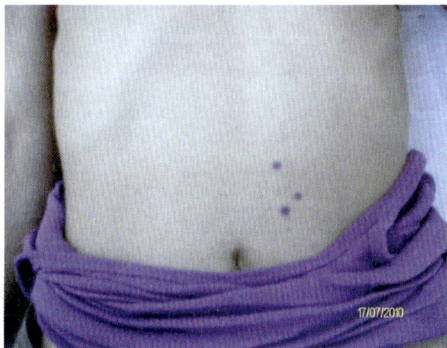

图 236　病例 89 针刀松解部位 3

病例 ⑨ 斑秃

某男，22 岁，罗马尼亚布加勒斯特人，在校医学生。

【就诊时间】2012 年 3 月 10 日。

【就诊地点】罗马尼亚布加勒斯特市。

【主诉】枕后及左耳上有两块没头发。

【现病史】几周前发现右枕后及左耳上有两块头发掉光（图 237、图 238）。

【印象】斑秃。

【处置】针刀松解术（图 239、图 240）

针刀松解局部软组织。

2012 年 3 月 3 日～6 月 9 日，共计治疗 7 次，枕后及左耳上斑秃消失。

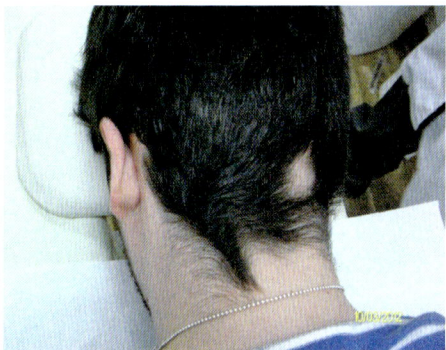

图 237　病例 90 斑秃部位 1

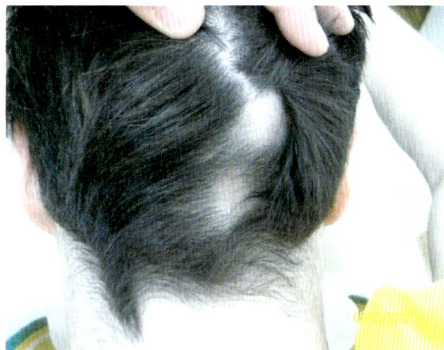

图 238　病例 90 斑秃部位 2

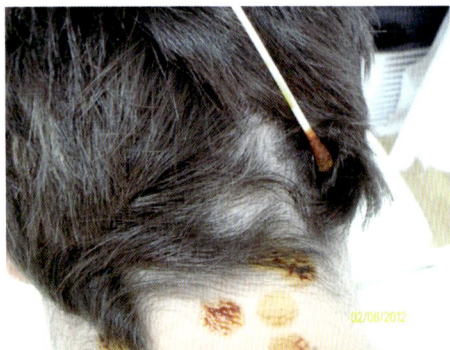

图 239　病例 90 针刀松解部位 1

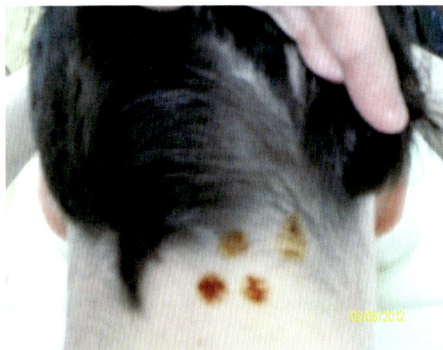

图 240　病例 90 针刀松解部位 2

病例 ⑨1　急性痤疮

某女，23 岁，护士。

【就诊时间】2011 年 8 月 18 日。

【就诊地点】北京八方颈椎病研究所（北京肖德华诊所）。

【主诉】面部痤疮，疼痛月余。

【现病史】1 个月前患者面部痤疮突然加重，个人回忆可能与吃麻辣烧烤有关。曾静脉输抗生素 1 周，不见好转。

【查体】见双侧面颊及下颌部痤疮密布（图 241 ～图 243）。

【印象】急性痤疮。

【处置】针刀松解术（图 244 ～图 257）。

针刀松解颈背部软组织。

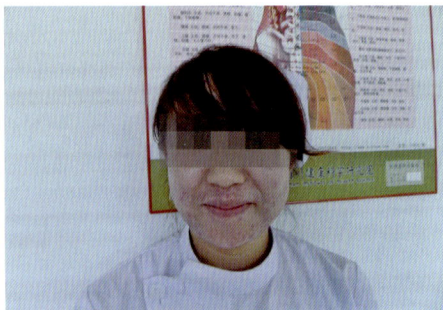

图 241　病例 91 面部痤疮 1

2011 年 8 月 18 日～11 月 4 日，共计治疗 5 次，双颊及下颌部痤疮基本消失。

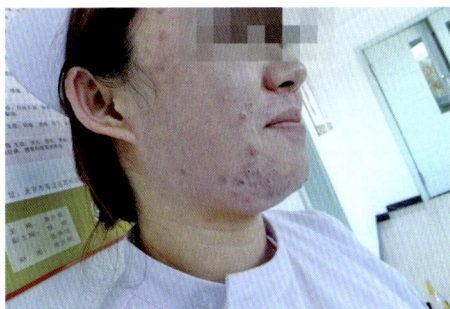

图 242　病例 91 面部痤疮 2

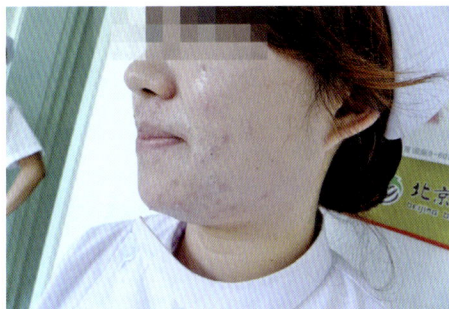

图 243　病例 91 面部痤疮 3

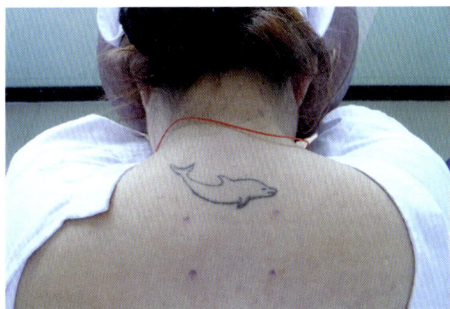

图 244　病例 91 针刀松解部位 1

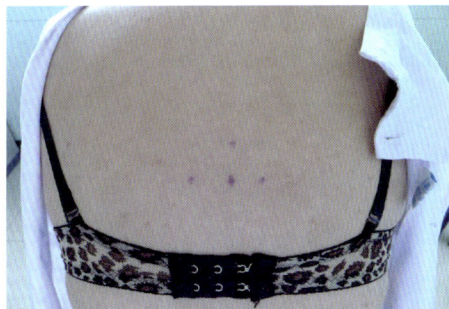

图 245　病例 91 针刀松解部位 2

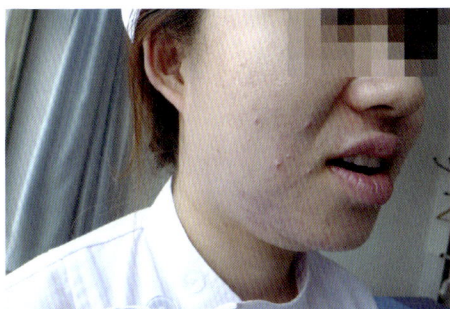

图 246　病例 91 面部痤疮治疗后 1

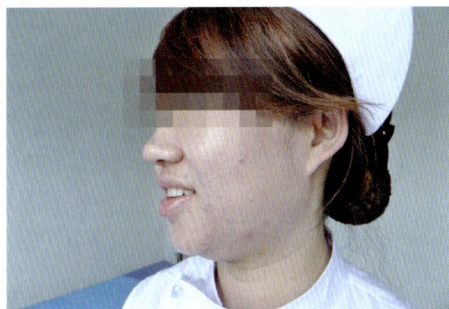

图 247　病例 91 面部痤疮治疗后 2

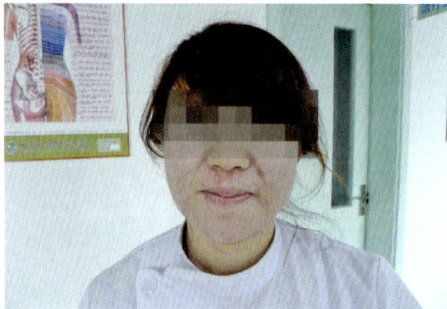

图 248　病例 91 面部痤疮治疗后 3

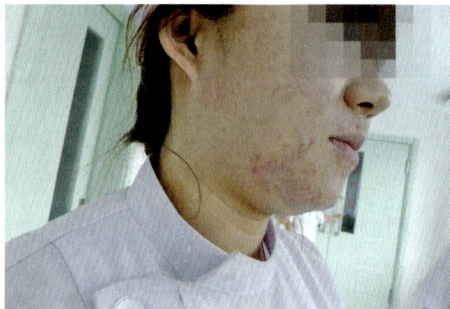

图 249　病例 91 面部痤疮治疗后 4

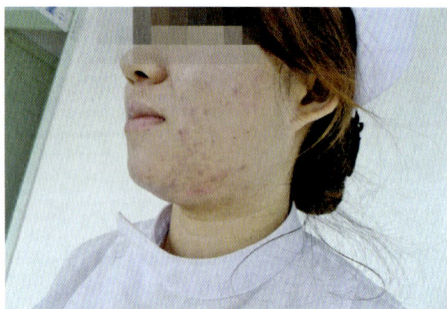

图 250　病例 91 面部痤疮治疗后 5

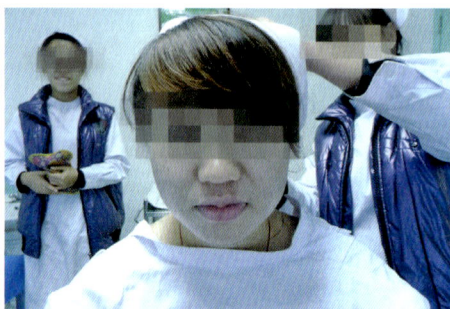

图 251　病例 91 面部痤疮治疗后 6

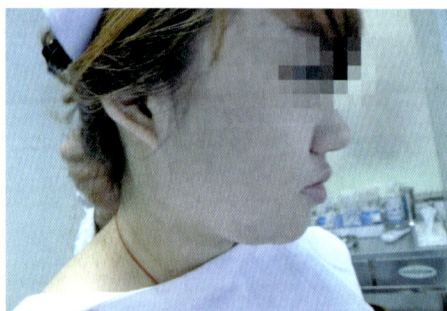

图 252　病例 91 面部痤疮治疗后 7

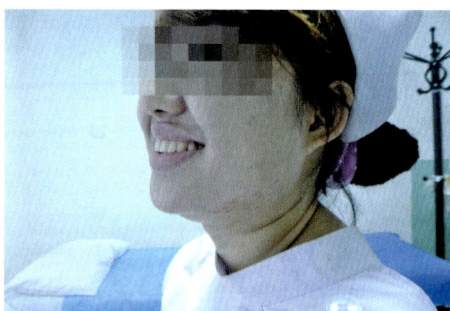

图 253　病例 91 面部痤疮治疗后 8

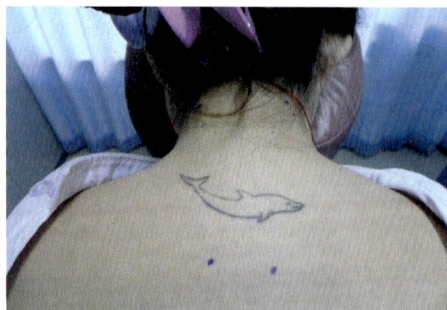

图 254　病例 91 针刀松解部位 3

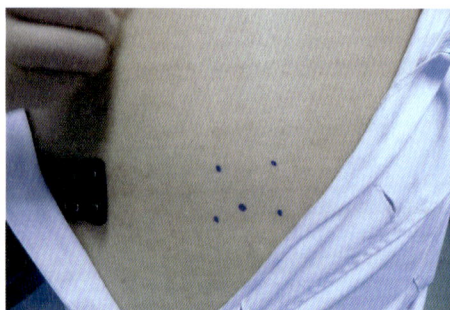

图 255　病例 91 针刀松解部位 4

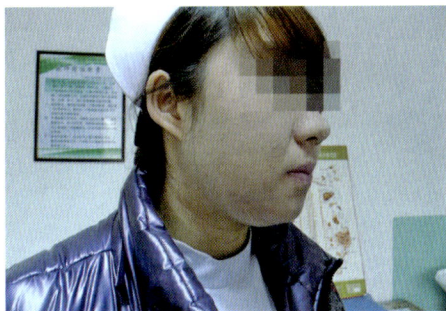

图 256 病例 91 面部痤疮治疗后 9

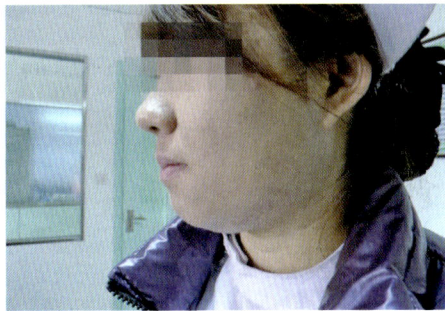

图 257 病例 91 面部痤疮治疗后 10

病例 92 皮肤瘙痒

某男，63 岁，罗马尼亚布拉索夫市人。

【就诊时间】2010 年 5 月 7 日。

【就诊地点】罗马尼亚布拉索夫市。

【主诉】皮肤瘙痒两年余。

【现病史】两年前始觉周身发痒，每天凌晨 3 ～ 4 点至清晨最痒。曾在本地多家医院诊治，效果不佳。

【查体】右 C2 ～ C4 关节突关节压硬（＋）。背部及下肢皮损明显（图 258、图 259）

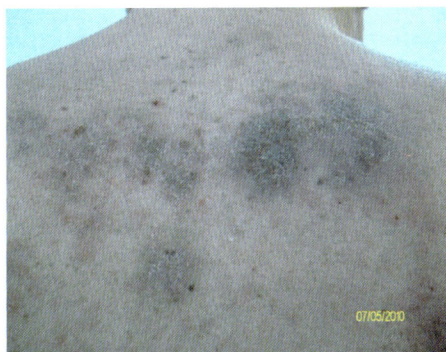

图 258 病例 92 背部皮损

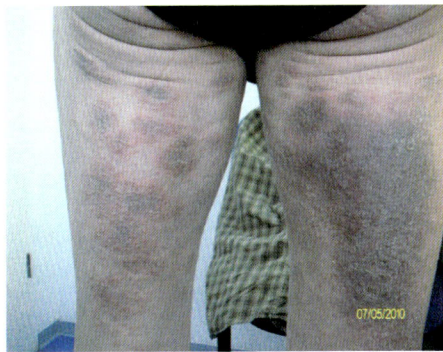

图 259 病例 92 双下肢皮损

【印象】自主神经功能紊乱。

【处置】针刀松解术＋拔罐。

针刀松解颈背腰骶部软组织，并配合拔罐（图260、图261）。

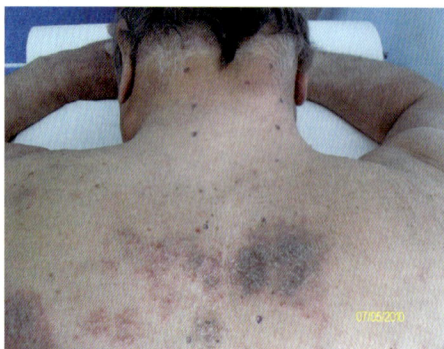

图260 病例92 针刀松解部位1

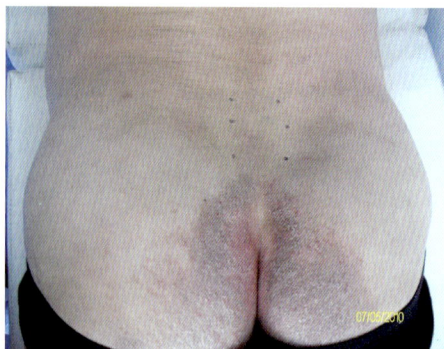

图261 病例92 针刀松解部位2

因深部组织筋膜卡压，致使深部组织血液循环障碍，针刀松解后抽吸罐拔出紫黑色瘀血，因压力过大并从针眼喷出瘀血（图262、图263）。

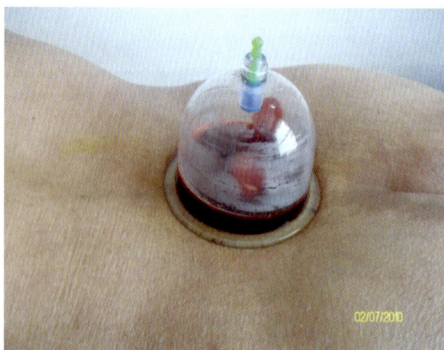

图262 病例92 拔罐部位1

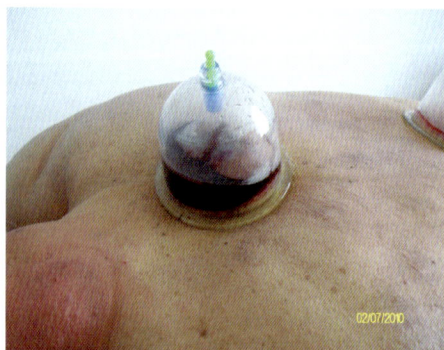

图263 病例92 拔罐部位2

左臂外侧的皮损已经恢复正常（图264）。

双大腿后侧皮损明显减轻（图265），痒感基本消失。

自2010年5月7日～9月24日，共计治疗14次，效果明显，患者甚喜。

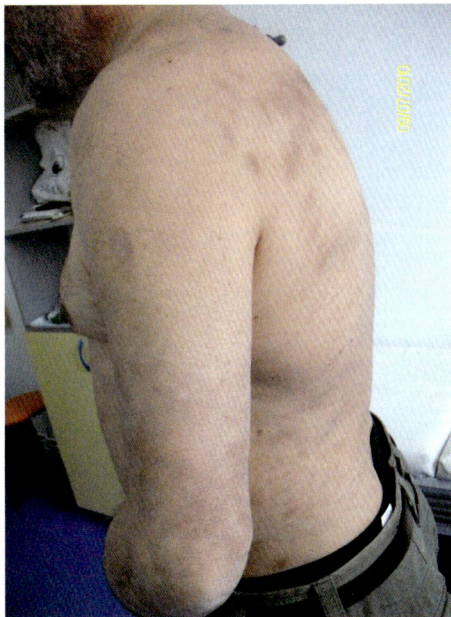

图 264 病例 92 治疗后左臂外侧皮损

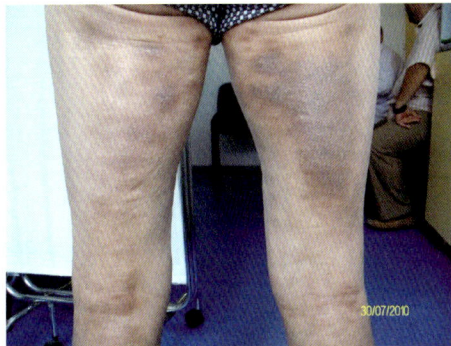

图 265 病例 92 治疗后双大腿后侧皮损

病例 93 鸡眼

肖某，男，39 岁。

【就诊时间】1999 年 10 月 16 日。

【就诊地点】湖北省武汉市。

【主诉】右脚掌鸡眼，行走时疼痛 1 年余，加重半年。

【现病史】1 年多前出现右脚掌走路时不适，半年前加重。

【查体】右脚掌第 2 趾骨底部有一鸡眼，直径 0.8 ～ 1cm，压痛（＋）。

【印象】鸡眼。

【处置】针刀松解术。

先用 0.5% 利多卡因 2mL+ 透明质酸酶 1500U+ 曲安奈德 1mL（10mg）做局部麻醉，由病变脐缘向基底部注射。3 分钟后，用 4 号针刀沿注射针眼的病变脐缘向基底部刺入，松解 2 ～ 4 针刀，出针刀后压迫止血约 5 分钟。

11 月 23 日二诊：患者自述，治疗后病变局部逐渐变软，现已脱落。

病例 94 猴子

王某，男，23 岁，个体工商户。

【就诊时间】1993 年 4 月 25 日。

【就诊地点】哈尔滨市煤炭工业公司职工医院。

【主诉】左手拇指猴子两年余。

【现病史】两年前不明原因左手拇指指甲旁出现一猴子，由小逐渐长大，虽不影响正常生活，但总有不适感。

【查体】左手拇指指端偏左处角质增厚、开花，压痛（＋）。

【印象】猴子。

【处置】针刀松解术。

先以 0.5% 利多卡因 1mL 做局部麻醉，由病变脐缘向基底部注射。3 分钟后，用 4 号针刀沿病变脐缘向基底部刺入，松解 2 ～ 4 针刀，出针刀后压迫止血约 5 分钟。

5 月 20 二诊：患者自述，治疗后病变局部逐渐变软，终至消失。

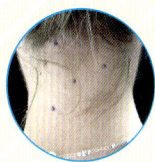

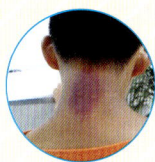

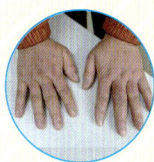

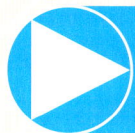

病例 95 脊源性不育

某男，36，罗马尼亚布拉索夫市人。

【就诊时间】2006 年 11 月 16 日。

【就诊地点】罗马尼亚布拉索夫市迈都医疗中心。

【主诉】不育，结婚 12 年。

【现病史】结婚 12 年，查精子成活率 17%。

【查体】无阳性体征。

【印象】脊源性不育。

【处置】针刀松解术（图 266）。

针刀松解胸腰筋膜。

12 月 2 日 ～ 12 月 15 日，共计治疗 5 次，查精子成活率 49%；2010 年 5 月 3 日在 MAPEISH（综合商场）看到患者，（因语言不通）先是用手比划左手无名指的戒指（代表妻子），又用手比划大肚子（代表怀孕）。

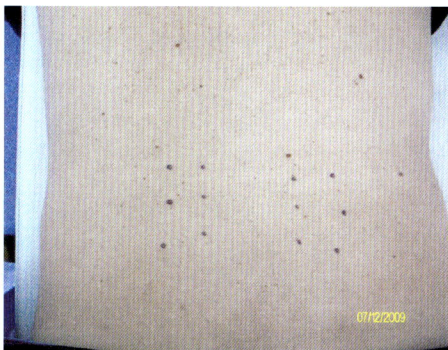

图 266 病例 95 针刀松解部位

病例 96 腕管综合征

某男，60 岁，家住北京市昌平区。

【就诊时间】2012 年 11 月 28 日。

【就诊地点】北京八方颈椎病研究所（北京肖德华诊所）。

【主诉】右手掌麻 1 月余。

【现病史】右手掌麻 1 月余，吃饭拿筷子、开车握方向盘皆麻，如开车把手放到大腿上，手麻即消失。

【查体】右横韧带压硬（＋），立肘垂腕试验（＋）。

【印象】右腕管综合征。

【处置】针刀松解术（图 267）。

针刀松解右侧腕部软组织。

12 月 3 日二诊：右手掌麻减轻 60%～70%。

12 月 29 日电话随访，右手掌麻基本消失。

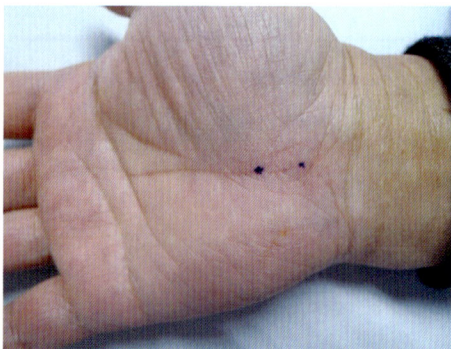

图 267　病例 96 针刀松解部位

病例 97 植物神经功能紊乱

某男，58 岁，罗马尼亚布拉索夫市人，律师。

【就诊时间】2012 年 3 月 7 日。

【就诊地点】罗马尼亚布拉索夫市迈都医疗中心。

【主诉】1996 年 2 月在匈牙利与罗马尼亚边界堵车，因连续多日在外，当时车内燃油不足不敢长时间发动汽车，次日出现腹胀，几天后出现头部肿大、脸热、背部疼痛、手脚凉等症状。曾在欧洲多家医院诊治，也曾聘请美国及加拿大医生来罗马尼亚治疗，无任何疗效。现在每天靠打 3 次止痛针和口服 3 次止痛药来维持。德国一位医生认为患者此生只能如此维持。

【查体】背及头部汗多，颈、胸背和腰背压硬（＋）。

【印象】植物神经功能紊乱（颈背胸腰筋膜卡压）。

【处置】针刀松解术（图 268、图 269）+ 拔罐（图 270、图 271）。

针刀松解颈腰背部软组织，并配合拔罐。

2012 年 3 月 21 日二诊：患者自述诸症缓解，头痛基本消失，头有针刺感。治疗前头部疼痛发作时难以忍受，现在可以忍受。此前每天自助打 3 次止痛针，现在减为 2 次。

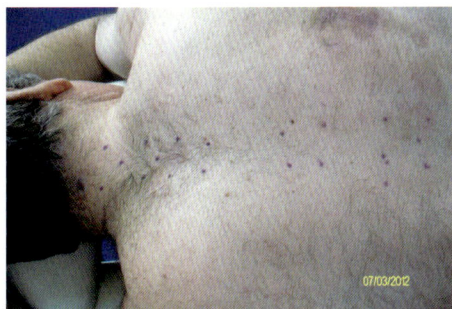

图 268　病例 79 针刀松解部位 1

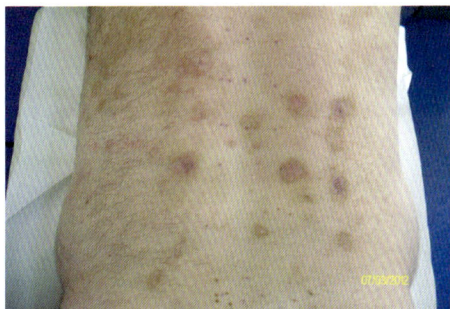

图 269　病例 79 针刀松解部位 2

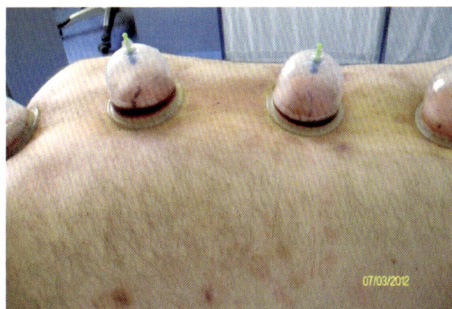

图 270　病例 79 背部拔罐 1

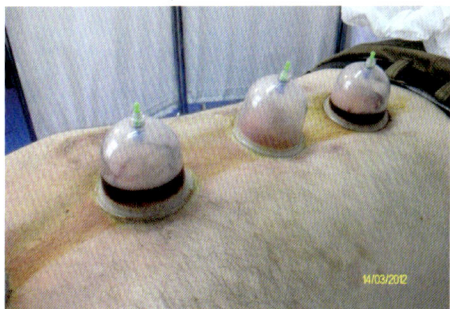

图 271　病例 79 背部拔罐 2

2012 年 4 月 11 日三诊：（皮肤结痂点是在其他地方治疗所致，图 272）以前每天打 3 次止痛针，现在偶尔打止痛针，仅靠吃止痛药也可维持。治疗前背部靠墙没有知觉，现在有知觉，手凉明显改善。

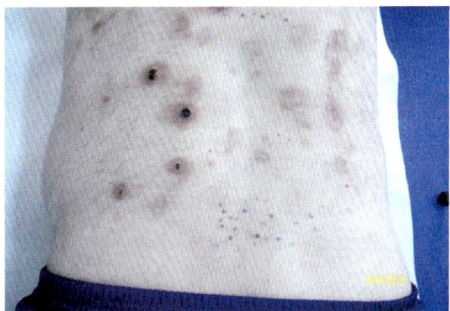

图 272　病例 79 针刀松解部位 3

2012 年 5 月 23 日四诊：现在不用打止痛针，口服止痛药的药量也已减半，继续行针刀松解术（图 273），并配合拔罐（图 274）。

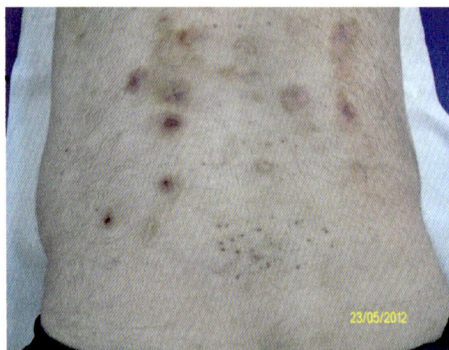

图 273　病例 97 针刀松解部位 4

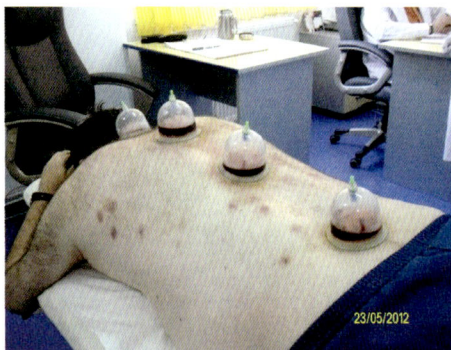

图 274　病例 97 背部拔罐 3

2012 年 5 月 25 日五诊：患者自我感觉颈部有紧箍感，针刀松解颈侧部及背部软组织（图 275、图 276）。

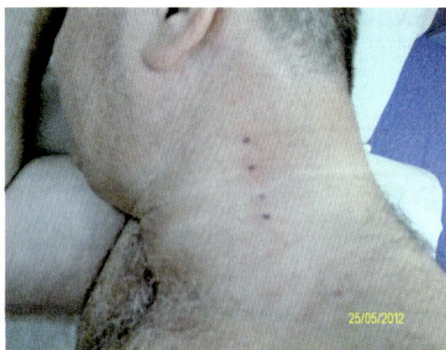

图 275　病例 97 针刀松解部位 5

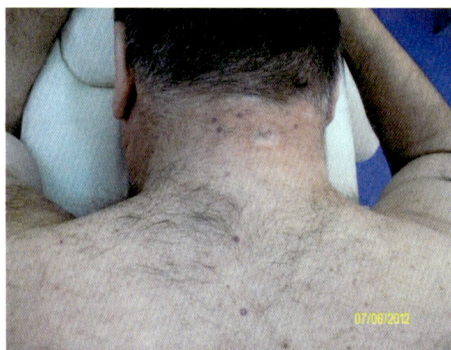

图 276　病例 97 针刀松解部位 6

2012 年 6 月 7 日六诊：上次治疗后更加轻松。

2012 年 3 月 7 日～6 月 7 日，共计治疗 17 次，诸症基本消失，患者非常高兴。

病例 98 下肢循环障碍

某男，92 岁，瑞士人，退休后回罗马尼亚定居，匈牙利族。

【就诊时间】2010 年 3 月 30 日。

【就诊地点】罗马尼亚圣格奥尔基。

【主诉】双下肢发沉 1 年余。

【现病史】双下肢发沉 1 年余。患者自 8 岁开始锻炼，每天锻炼一个半小时，至今 80 余年，从不间断，是 10 多个体育项目的健将。

【查体】双下肢肤色发暗（图 277）。

【印象】循环障碍。

【处置】针刀松解术（图 278）。

针刀松解颈背部软组织。

4 月 6 日二诊：下肢发沉感消失。

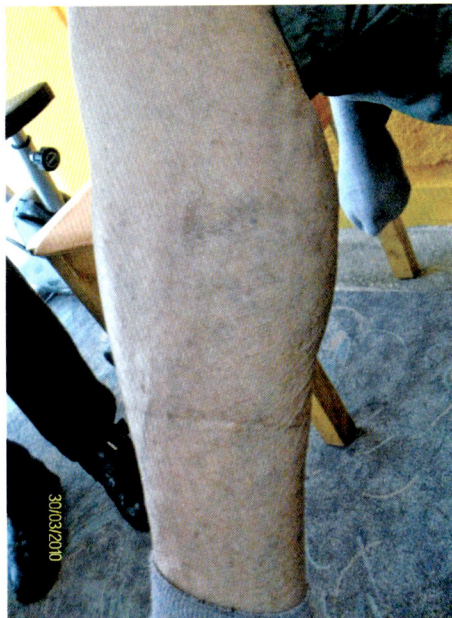

图 277 病例 98 下肢状态

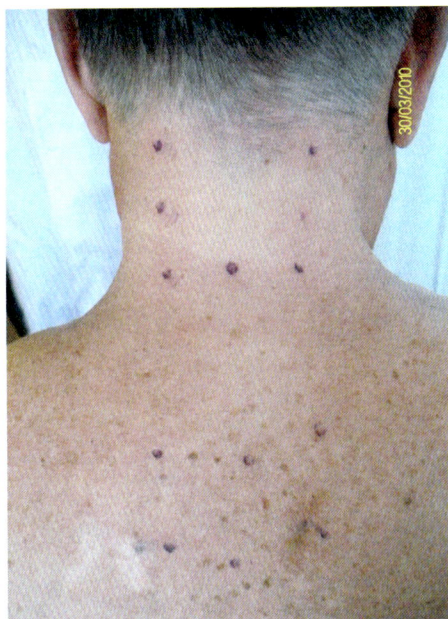

图 278 病例 98 针刀松解部位

病例 99 脊源性微循环障碍

某女，30 岁，罗马尼亚圣格奥尔基人，公证员。

【就诊时间】2009 年 4 月 7 日。

【就诊地点】罗马尼亚圣格奥尔基。

【主诉】双下肢白点多，不敢穿裙子。

【现病史】今年发现双下肢发紫、白点增多，不敢穿裙子。

【查体】无阳性体征。

【印象】微循环障碍（脊源性）。

【处置】针刀松解术（图 279 ~ 图 283、图 286 ~ 图 288）。

针刀松解颈背部软组织。

6 月 25 日二诊：自上次治疗至现在 80 多天，双下肢发紫现象及白点明显减轻（图 284、图 285）。6 月 30 日和 7 月 3 日共治疗 4 次，双下肢发紫及白点明显改善。

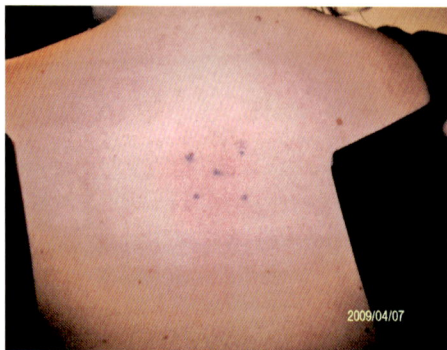

图 279　病例 99 针刀松解部位 1

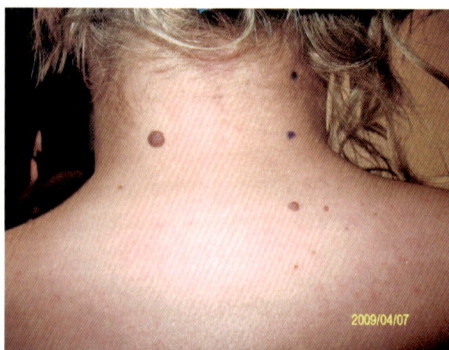

图 280　病例 99 针刀松解部位 2

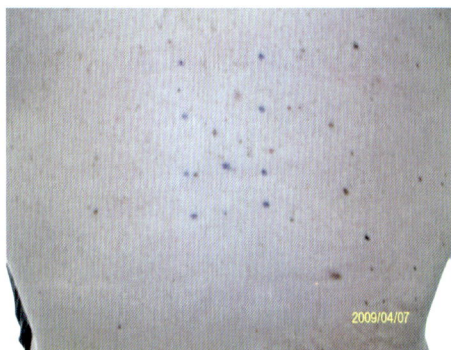

图 281　病例 99 针刀松解部位 3

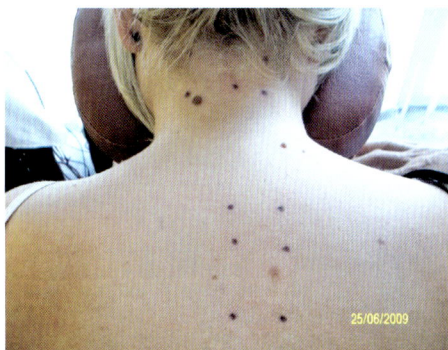

图 282　病例 99 针刀松解部位 4

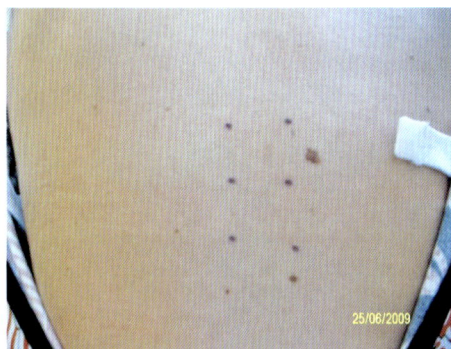

图 283　病例 99 针刀松解部位 5

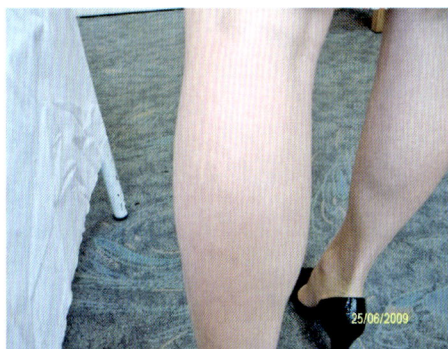

图 284　病例 99 治疗后 1

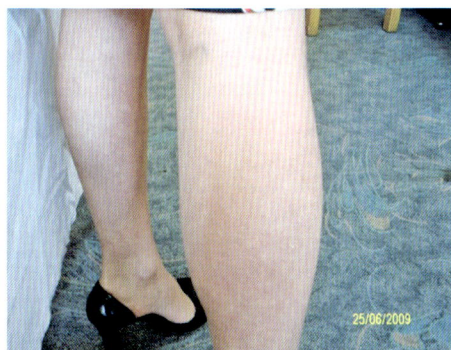

图 285　病例 99 治疗后 2

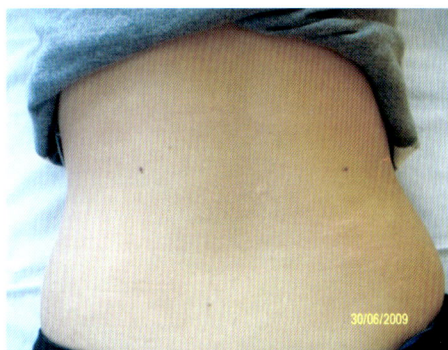

图 286　病例 99 针刀松解部位 6

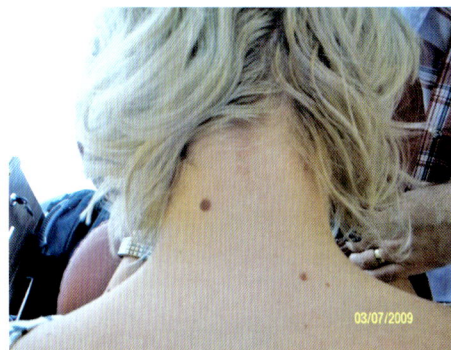

图 287　病例 99 针刀松解部位 7

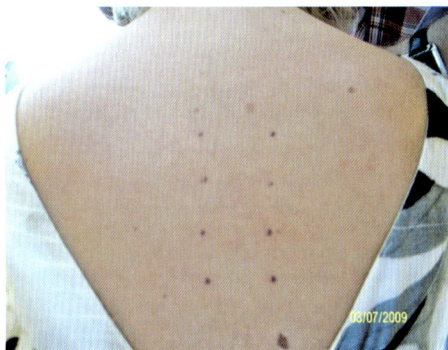

图 288　病例 99 针刀松解部位 8